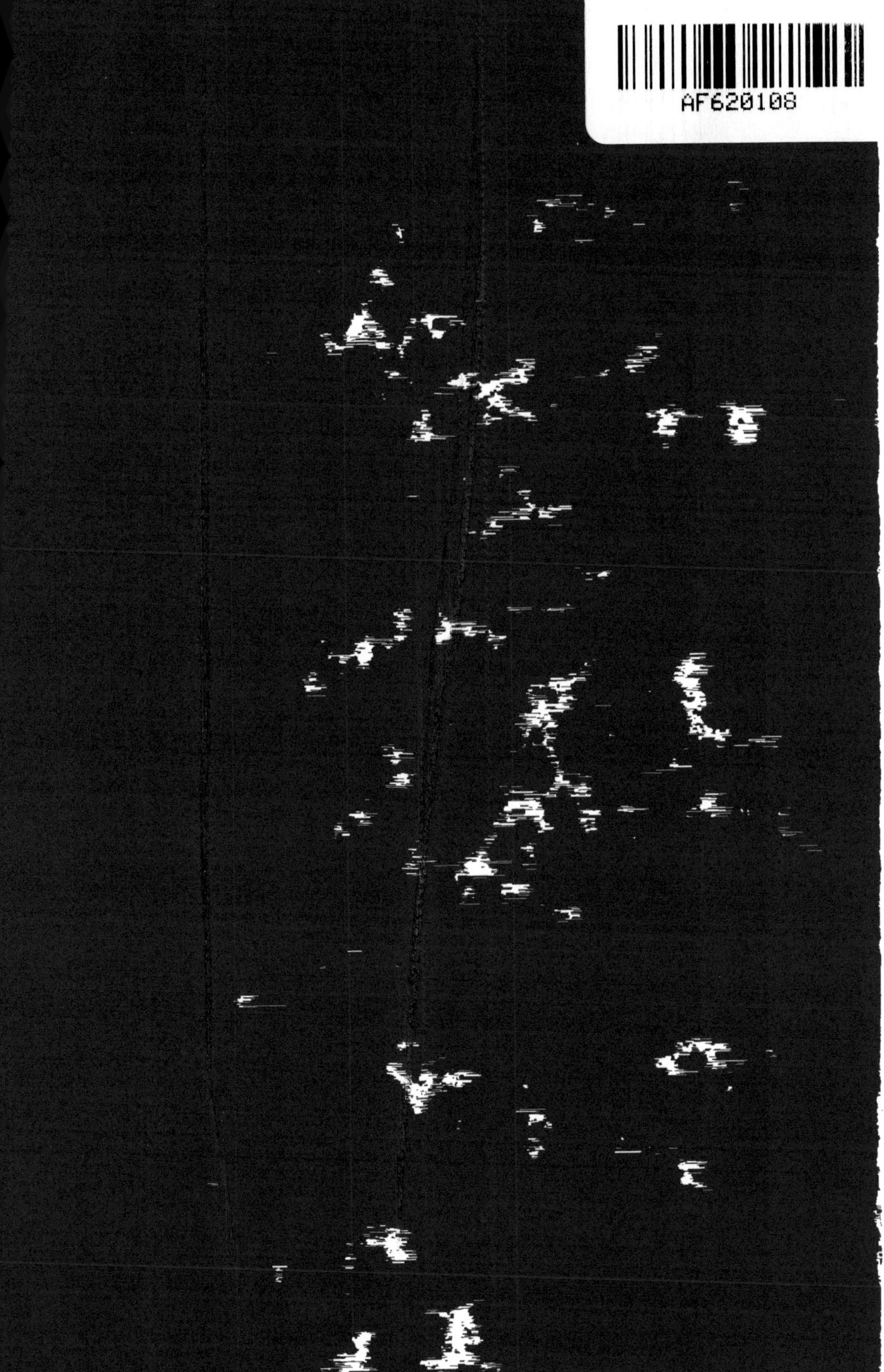

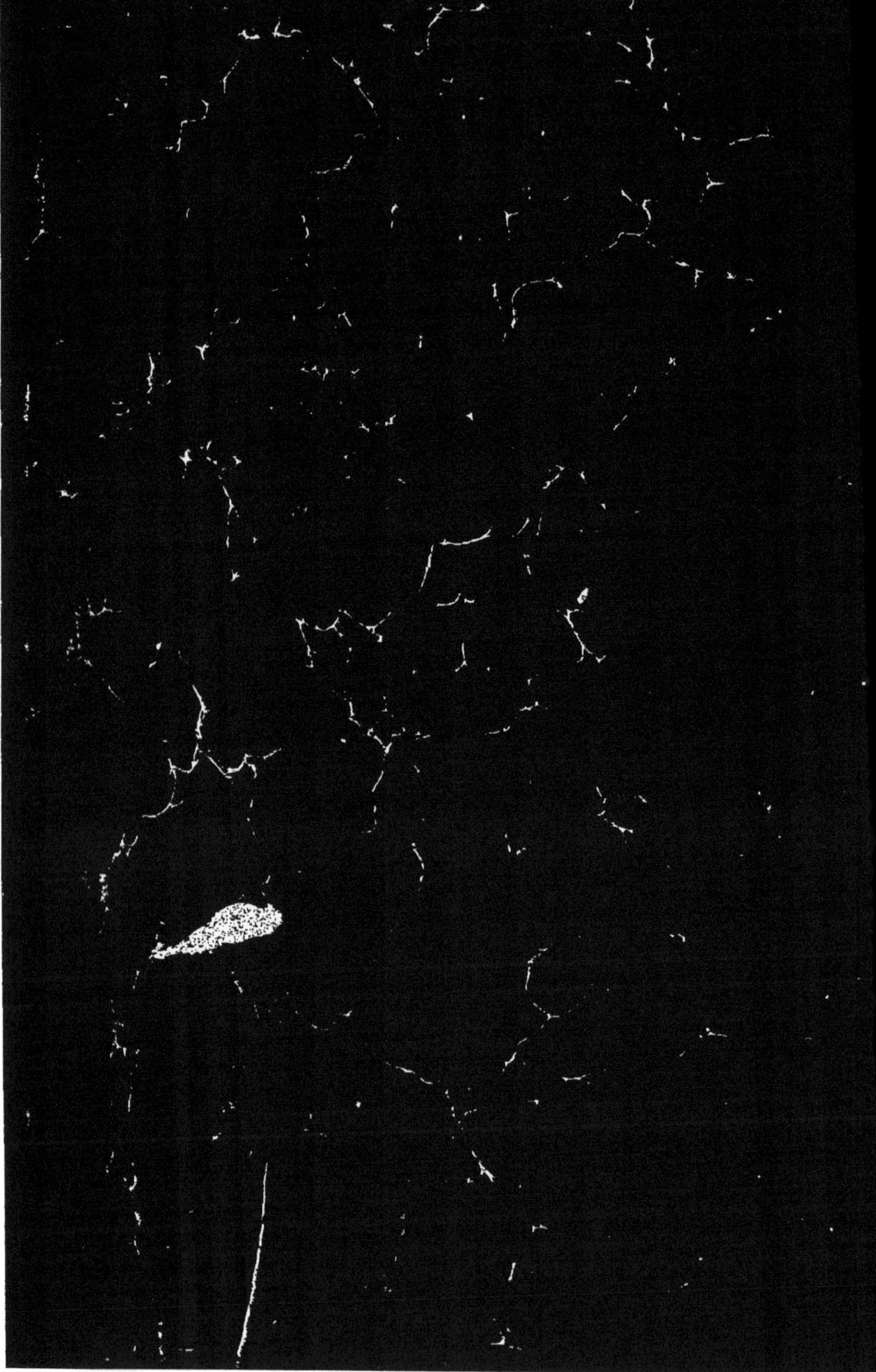

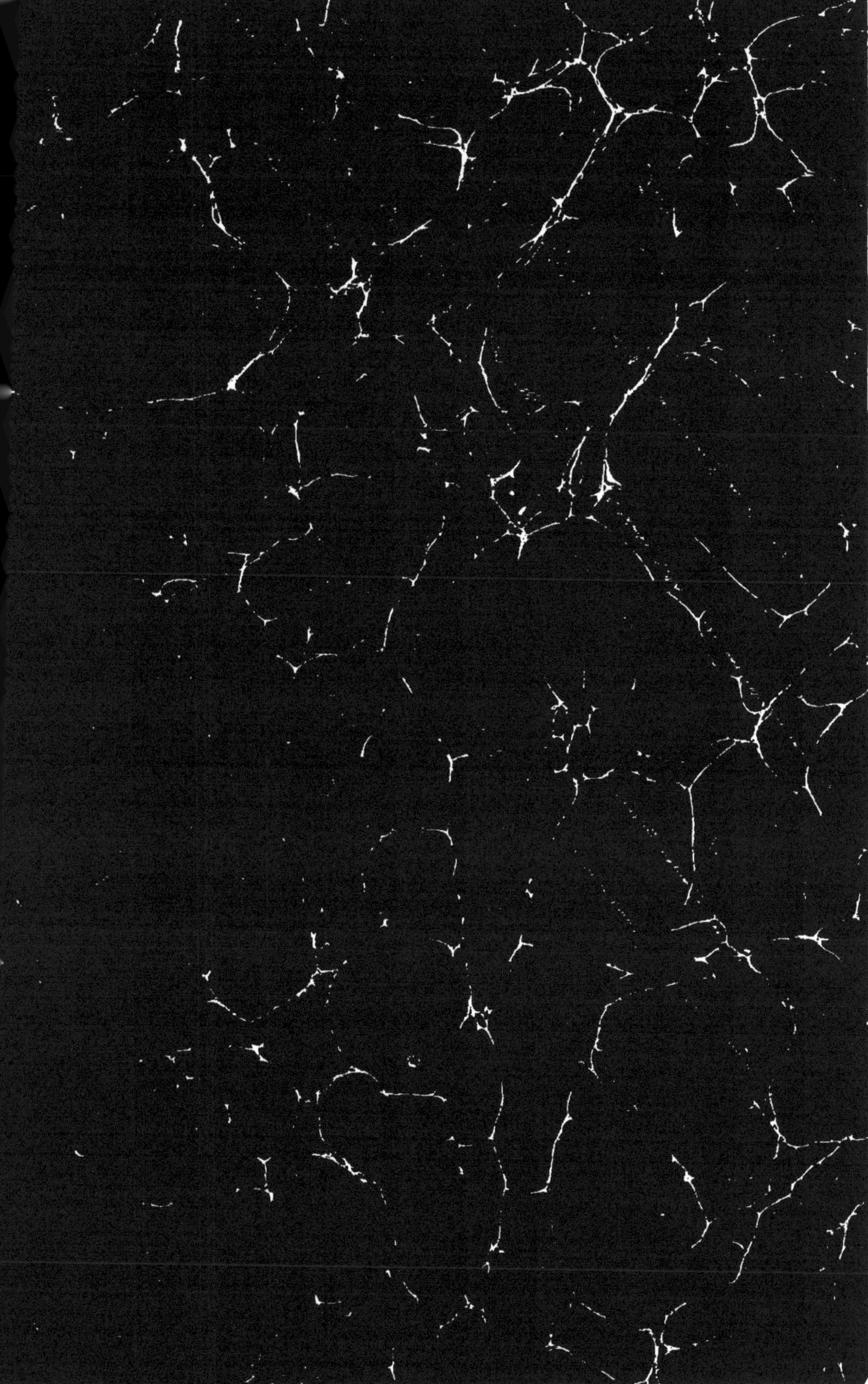

PRINCIPES D'HYGIÈNE.

PRINCIPES
D'HYGIÈNE

APPLIQUÉS

A L'ÉDUCATION PRIMAIRE

ET

A LA CONSTRUCTION DES ÉCOLES;

Par P. Jacquey,

DOCTEUR EN MÉDECINE,

Membre du Comité supérieur d'Instruction primaire
de l'arrondissement de Lure (Haute-Saône).

LURE,

IMPRIMERIE DE BETTEND, LITHOGRAPHE.

1845.

PRÉFACE.

Le travail que je mets aujourd'hui sous les yeux du public n'était, en premier lieu, destiné qu'aux instituteurs de l'arrondissement de Lure. Je voulais seulement exposer les principes hygiéniques qui peuvent guider les maîtres dans la tenue d'une école, et indiquer à ces derniers les précautions qu'ils doivent prendre, pour conserver la santé des enfants confiés à leurs soins; mais, après avoir examiné les choses de plus près, après avoir visité nos salles de classe, après avoir vu comment elles sont construites, réparées et entretenues, j'ai dû reconnaître que, si l'éducation physique de la jeunesse est encore fort mal servie dans la plupart de nos écoles primaires, ce n'est pas à nos instituteurs qu'on doit en attribuer principalement la faute; que, par conséquent, ce n'est pas à eux seuls qu'il faut s'adresser, si l'on tient à introduire des améliorations notables dans l'état sanitaire des appartements dont la garde leur est confiée.

La plupart des salles d'école sont trop étroites, mal aérées, mal éclairées et pourvues d'un mobilier dé-

1.

fectueux ou insuffisant. J'ai dû le faire remarquer aux hommes compétents; j'ai dû chercher à éclairer les architectes, et surtout les administrateurs des communes, sur les dangers qui résultent d'un pareil état de choses; pour cela donc, j'ai agrandi la tâche que je m'étais d'abord imposée. Mais ce n'était pas encore assez; car, dans les campagnes, on lira fort peu cet ouvrage, et, quand même il serait lu et relu par tous les conseillers de nos villages, il ne suffirait certainement pas pour vaincre partout la résistance que le mauvais vouloir ou les préjugés routiniers opposent et opposeront long-temps encore aux améliorations les plus urgentes.

Dailleurs ce n'est pas seulement dans notre province que les écoles rurales offrent les imperfections dont je me suis occupé : le mal existe dans toute la France, et, dans un bon nombre de départements, il est sans contredit plus grave que dans le nôtre. Les inspecteurs des écoles, les comités supérieurs et tous les hommes haut placés dans la hiérarchie municipale et universitaire, ne négligent sans doute rien pour mettre les choses sur un pied plus supportable; mais, après avoir encouragé, stimulé, menacé, et quelquefois forcé les communes, ils n'aboutissent, le plus souvent, qu'à de très faibles résultats; car ils sont retenus ou mal servis par la loi.

J'ai donc aussi cherché à montrer en quoi pèche la législation par rapport à la construction des salles d'école ; j'ai réclamé pour l'hygiène la place qu'elle doit occuper, et qu'elle n'occupe pas encore dans les réglements qui régissent la matière; j'ai prouvé l'insuffisance, je pourrais presque dire la nullité de ces réglements, et, pour faire cesser le vague qui laisse presque sans garantie l'état sanitaire des appartements destinés à l'éducation des enfants du peuple, j'ai formulé des préceptes qu'on pourrait, je crois, appliquer et imposer facilement à toutes les écoles primaires de France. Après cela seulement, j'ai abordé les questions hygiéniques qui sont plus spécialement de la compétence des instituteurs.

Enfin j'ai terminé mon travail par quelques réflexions sur la variole et la vaccine, ainsi que sur les dangers de l'instruction appliquée aux enfants trop jeunes, réflexions qui, sans être liées essentiellement au sujet principal, y tiennent cependant assez pour n'être pas déplacées ici.

Ce petit ouvrage est, je crois, le premier qui ait été publié sur l'hygiène des écoles, et j'espère que, pour cette raison, il sera accueilli avec indulgence par les hommes qui, dans notre pays, s'intéressent activement aux progrès de l'éducation primaire : c'est principalement à eux que je l'adresse. Quelque imparfait qu'il soit, il ne sera pas sans utilité ; s'il parvient à attirer leur attention sur un sujet dont l'importance n'a malheureusement pas encore été assez appréciée.

INTRODUCTION.

L'HOMME qui vit en société doit, tout en s'occupant de son propre bien, travailler à celui des autres; s'il agit autrement, il devient inutile ou nuisible, et va contre les vues de la Providence. Concourir au bien-être de ses semblables, y concourir autant que possible, telle est sa mission ici-bas; et il la remplit d'autant mieux qu'il est plus intelligent et plus instruit, qu'il est plus strictement moral et consciencieux sous tous les rapports, et qu'il jouit d'une santé plus solide. Mais celui dont la jeunesse est mal soignée, acquiert difficilement ces qualités. Les deux principes qui constituent l'individualité humaine, et qui sont l'esprit et la matière, ou autrement l'ame et le corps, mettent en jeu, dans leur travail commun, une foule de fonctions plus ou moins essentielles, plus ou moins solidaires, qui peuvent toutes se rapporter à trois facultés : facultés intellectuelles, facultés morales, et facultés ou forces physiques. Or, ces facultés, ou, si l'on veut, les fonctions qui s'y rattachent sont susceptibles d'éducation, c'est-à-dire qu'elles se développent et se perfectionnent d'autant mieux qu'elles sont mieux cultivées et mieux dirigées dans le jeune âge : du soin qu'on en prend alors dépend l'homme à venir. L'instruction, la moralité, la santé : voilà donc les trois choses qu'on doit avoir en vue dans l'enseignement primaire, comme dans toute école destinée au jeune âge; trois choses dont les instituteurs doivent spécialement s'occuper, car c'est à eux que les familles et l'État ont confié la haute et noble charge d'initier en quelque sorte la jeunesse aux opérations de la vie, et de préparer les enfants à remplir aussi bien que possible la carrière que le Créateur destine à chacun.

Mais la tâche des instituteurs, quelque grande qu'elle soit, n'est pas la plus importante. L'éducation primaire est un problème dont la solution, bonne ou mauvaise, a nécessairement une très grande influence sur les destinées d'un peuple, et, sous ce rapport, elle mérite toute l'attention, toute la sollicitude des hommes qui sont chargés des intérêts de la société. On l'a compris en France; car depuis quinze ans on s'occupe sérieusement de l'émancipation intellectuelle des populations. Continuons, perfectionnons l'œuvre commencée : c'est une œuvre de bonne et de haute économie politique, c'est de la philanthropie de bon aloi.

On demande sans cesse des réformes sociales plus ou moins extravagantes; on imprime de fort belles doléances sur le sort précaire et souvent malheureux des travailleurs; on montre, on exagère même le mal, qui, il faut en convenir, n'est déjà que trop grand sous ce rapport; mais on n'indique ordinairement que des remèdes impraticables ou fort dangereux. Si, au lieu de se livrer à ces déclamations passionnées, dont le résultat le plus ordinaire est de pousser l'ouvrier à briser les instruments qui le font vivre, on voulait se donner la peine de visiter son logement, d'interroger sa famille, d'analyser son intelligence, ses goûts, ses penchants, sa conduite; on reconnaîtrait que, pour améliorer sa condition, il ne suffit pas de diminuer son travail, d'augmenter son salaire ou de l'enrichir par le bouleversement de la société; on s'apercevrait bientôt que la misère se montre bien rarement là où règne la santé, l'ordre, la probité, la bonne conduite, la tempérance et l'amour du travail.

Interrogez les fabricants, les chefs d'atelier et tous ceux qui connaissent les mœurs de la classe ouvrière, ils vous diront que, dans cette classe, il y a beaucoup de familles qui consomment mille, douze cents et même quinze cents francs par an, et qui sont toujours dans le plus complet dénûment; tandis que d'autres vivent dans l'aisance avec des ressources moitié moins considérables. Si vous cherchez à connaître la raison de ces différences, vous acquerrez bientôt la triste conviction que l'ignorance, le manque d'ordre, l'inconduite et les maladies sont, je ne dis pas les seules, mais les principales et les plus fréquentes causes de misère pour cette partie si importante de la société.

Si vous consultez les annales du crime, si vous examinez les statistiques de la justice, vous y verrez mieux encore les résultats désastreux de l'absence d'éducation sur les destinées de l'homme : les quatre-vingt-dix centièmes des individus qui, depuis 1828, ont été condamnés pour crime dans tous les tribunaux de France, ne savaient ni lire ni écrire.

Donc, un des plus sûrs moyens d'améliorer le sort des travailleurs, c'est de les instruire, c'est de les éclairer sur leurs véritables intérêts, et de leur faire connaître leurs devoirs au moins autant que leurs droits. Il faut leur donner, dès le bas âge, le goût et l'habitude de l'ordre, du travail, de la tempérance, des bonnes manières et des bonnes mœurs; il faut de plus pourvoir largement à leur éducation physique, les soustraire à l'influence pernicieuse des logements insalubres, et même imprimer à leur manière de vivre des allures plus conformes aux prescriptions de l'hygiène; enfin il faut soigner l'enfant de l'ouvrier dès le berceau, le protéger, le surveiller, le guider dans l'adolescence; tâcher d'en faire un homme intelligent et robuste, un bon fils, un bon époux, un bon père, et, en résumé, un citoyen utile sous tous les rapports.

Or, quoiqu'on en dise, la chose n'est pas impossible, et l'on réussira si l'on sait tirer bon parti des salles d'asile et des écoles primaires. C'est de là que doit sortir la civilisation; non cette civilisation bâtarde qui n'a que du clinquant et qui masque le vice au lieu de le détruire: la vraie civilisation, celle qui manque encore au peuple, c'est le règne du bon, du beau et de l'utile; c'est l'amélioration de tous, sous le triple rapport du physique, du moral et de l'intelligence. Ne négligeons rien pour réunir dans nos écoles toutes les conditions possibles de prospérité: faisons de bons instituteurs et de bonnes institutrices; rendons leur carrière moins précaire et moins ingrate; donnons un peu plus de relief à leurs nobles et importantes fonctions; enfin accordons-leur davantage, pour avoir le droit de nous montrer plus exigeants à leur égard : par là nous améliorerons réellement le sort de la classe ouvrière, et nous réformerons la société sans causer aucun bouleversement dangereux.

J'entends dire quelquefois que, si l'on donne de l'instruction, de l'éducation à tout le monde, les fils de l'artisan ne voudront plus continuer l'état de leur père, que chacun tendra à s'élever, et que la plupart des métiers seront abandonnés. Erreur que tout cela : l'instruction, les bonnes manières et les bonnes mœurs annoblissent toutes les conditions, et tel état dont on fait peu de cas maintenant, sera plus recherché à mesure que l'éducation pénétrera parmi les hommes qui l'exercent. Plus estimable, l'ouvrier sera plus estimé; plus intelligent et meilleur citoyen, il fera plus pour la société, et la société lui rendra l'équivalent. Alors, soyez-en sûrs, les enfants ne dédaigneront pas un métier qui ne sera plus pour leurs familles une cause de misère et de déconsidération.

Malheureusement nous n'en sommes pas encore là; mais il faut convenir que nous marchons dans la bonne voie : le peuple est bien disposé à recevoir l'instruction; pour la répandre, le gouvernement actuel, sans avoir fait assez, a déjà fait beaucoup en peu de temps. L'éducation intellectuelle se développe évidemment dans toutes les classes, et il faudrait être aveugle pour ne pas voir les changements avantageux qui se sont déjà opérés dans nos campagnes.

L'éducation morale*, la plus essentielle pour l'homme qui vit en société, s'améliore bien certainement, car elle dépend beaucoup de la précédente ; cependant elle est loin d'être au point où elle pourrait arriver.

Mais l'éducation physique a été jusqu'à présent beaucoup trop négligée : on en verra la preuve dans cet ouvrage. On verra qu'il y a beaucoup à faire pour mettre nos salles de classe dans des conditions passables de salubrité : ce qu'il y aurait à faire, j'essaierai de l'indiquer.

Je ne me bornerai pas à des préceptes arides, car bien des gens n'en concevraient pas l'importance ; je tiens à faire sentir à tous combien il est urgent d'introduire des améliorations dans l'état hygiénique de nos maisons d'école. Pour cela donc, j'exposerai quelques considérations générales sur ce sujet, et sur les avantages d'une bonne éducation physique. Plus loin je dirai quelques mots de l'air pur, de ses principes élémentaires, des changements qu'il subit par la respiration ; je l'examinerai dans ses rapports avec le calorique, l'humidité et la lumière, agents qui existent en quantité plus ou moins grande dans l'atmosphère, et qui ont aussi une grande part d'influence sur notre organisation. J'exposerai ensuite les causes qui peuvent vicier l'air dans un appartement habité ; je dirai comment elles

* Par éducation morale, j'entends aussi l'éducation religieuse : sans celle-ci, on obtiendrait difficilement la première. L'homme irréligieux et incrédule jusqu'au matérialisme, aura rarement plus de moralité qu'il n'en faut pour éviter le mépris public et la sollicitude de la justice.

peuvent le vicier, et quels effets cet air détérioré produit sur la santé de ceux qui le respirent. Cela posé, je m'occuperai seulement des règles auxquelles on doit se conformer dans la construction des salles d'école, et j'indiquerai aux instituteurs la conduite qu'ils doivent tenir, les précautions qu'ils doivent prendre pour conserver et même pour améliorer sous le rapport physique, le dépôt sacré que la société confie à leur sollicitude.

PRINCIPES

D'HYGIÈNE.

CHAPITRE PREMIER.

Considérations générales sur l'importance de l'Éducation physique.

L'éducation physique a bien aussi son importance, même sous le rapport politique, car elle tend à faire des hommes robustes et bien constitués : or la force, la vigueur corporelle des citoyens contribue à la puissance de l'État. D'ailleurs la santé, précieuse pour tout le monde, est nécessaire aux enfants du pauvre : c'est leur seul bien ici-bas. Tâchons donc de leur conserver ce bien, et ne les exposons pas à le perdre dans les maisons d'école. Que toutes les personnes qui doivent veiller aux intérêts de la jeunesse, s'occupent sérieusement de la question. Jusqu'à présent, je le répète, on ne s'en est pas assez occupé : la plupart des instituteurs y prêtent peu d'attention, soit parce qu'ils n'en connaissent pas l'importance, soit parce qu'ils ignorent les règles d'hygiène qui doivent être mises en pratique, soit enfin par ce qu'ils ne s'imaginent pas que ce genre d'éducation puisse entrer dans leurs attributions et dans leurs devoirs.

Disons aussi que les instituteurs sont loin d'être toujours secondés par les autorités communales, et que celles-ci comprennent rarement toute l'étendue des devoirs qu'elles ont à remplir sous ce rapport. Dans la construction des maisons d'école, on se règle plus sur la dépense que sur toute autre considération. Les maires, les conseillers municipaux ne sacrifient que trop souvent la santé de leurs familles à une mesquine économie de quelques centaines de francs. On ne peut pas leur en faire un crime, car ils croient agir pour le mieux; cependant, dans un certain nombre de cas, il serait permis de trouver leur bonne foi très problématique, et leur zèle pour la chose publique fort peu désintéressé. En tout cas, il serait à désirer que les communes fissent un meilleur usage de l'indépendance que leur a laissée la loi, et qu'elles ne s'en servissent pas si souvent pour résister aux observations des inspecteurs des écoles, ou pour s'opposer aux améliorations que l'autorité supérieure voudrait introduire dans l'état sanitaire de leurs salles de classe.

Mais, il faut en convenir, on sent rarement, dans les campagnes, la nécessité de ces améliorations, parce qu'on ne croit pas qu'une maison d'école mal construite et mal entretenue, ait une grande influence sur l'avenir des enfants qui s'y trouvent entassés; on ne s'imagine pas que cette maison puisse, avec le temps, détériorer la constitution d'un village; et pourtant il n'y a rien de plus vrai.

Parmi les agents qui peuvent s'opposer au développement de la jeunesse, modifier désavantageusement son état physique et même ses facultés intellectuelles, il n'en est pas de plus puissants, de plus fréquents que ceux qui viennent des habitations insalubres. Pour en acquérir la preuve, il suffirait de voir ce qui se passe dans les tissages, dans les filatures et dans plusieurs autres fabriques, où les individus qui y sont employés dès l'âge de huit ou dix ans ne font que des sujets chétifs et souvent invalides. La privation du soleil et le mauvais air, l'air renfermé qu'on respire dans ces établissements, produisent seuls ces tristes résultats; car le travail qu'on y exige de ces jeunes gens n'est pas pénible, il l'est même beaucoup moins que celui des enfants livrés aux travaux de la campagne. Or il y a en France un grand nombre de salles de classe qui sont plus insalubres et plus meurtrières qu'une filature.

L'ignorance et la routine, qui citent souvent l'exemple de nos pères, nous diront qu'avec leurs écoles mal organisées et malsaines, les enfants du vieux temps ne se portaient pas moins bien que les nôtres. Je le crois aussi; peut-être même se portaient-ils mieux, car ils allaient fort peu en classe; mais maintenant, presque toute la jeunesse française passe par les écoles primaires, et, bien certainement, une partie de cette jeunesse y perd quelque chose de sa santé, ou du moins elle n'en sort pas avec la vigueur de constitution qu'elle pourrait acquérir dans des appartements construits et entretenus selon les principes de l'hygiène.

On ne réfléchit pas assez aux avantages qui peuvent résulter d'une bonne éducation physique dans le jeune âge : on semble ignorer que cette éducation, comme l'éducation intellectuelle et morale, a une très grande influence sur la carrière de l'homme, que la vie même peut en dépendre. L'enfant prend, pour le corps de même que pour l'esprit, les empreintes et la direction qu'on lui donne : plus sensible, plus impressionnable que l'adulte, il éprouve des modifications plus puissantes de la part des agents extérieurs; ses organes, encore faibles et délicats, ne peuvent pas lutter, comme ceux de l'homme fait, contre les influences nuisibles qui l'entourent, et, s'il ne succombe pas, il se développe mal. D'ailleurs il faut à sa jeune organisation des matériaux pour une double vie, pour l'entretien et pour l'accroissement; si ces matériaux manquent, ou s'ils sont de mauvaise nature, le sujet n'arrive ordinairement à l'âge d'homme qu'avec un corps faible, incomplet ou maladif : c'est un homme avorté.

Croit-on, par exemple, que l'enfant élevé dans un pays malsain, dans un logement étroit, humide, malpropre, mal aéré, mal éclairé, sera aussi robuste, aussi bien constitué, et ne sera pas plus exposé aux maladies que celui qui se sera développé sous des influences tout-à-fait différentes ? On va me citer, sans doute, les enfants des pauvres ; on va me dire ce qu'on dit souvent sans trop de réflexion, que ces enfants, mal logés, mal vêtus et mal nourris, ont pourtant une mine de prospérité qui ne se rencontre pas toujours chez les riches : eh bien ! cette assertion renferme une grande erreur. Généralement parlant, les enfants des pauvres sont loin d'être aussi solides et aussi bien portants que ceux des riches ; ils sont beaucoup plus souvent malades ; les scrofules (humeurs froides), les maux d'yeux, le gros-cou, les affections contagieuses et toutes les maladies qui se développent sous l'influence des logements insalubres, sont beaucoup plus communes et beaucoup plus graves parmi eux. Si, dans une même ville, on enregistrait d'un côté mille enfants pauvres et de l'autre mille enfants riches, on trouverait, au bout de vingt ans, le nombre des premiers bien inférieur à celui des seconds. Je conviens que, parmi ceux qui auraient résisté, on verrait encore des individus robustes et solidement organisés, car certains enfants naissent avec une constitution assez forte pour lutter avantageusement contre les causes débilitantes qui les entourent. Si on laisse en hiver, dans un jardin, certaines plantes susceptibles de geler par un grand froid, on verra souvent, parmi ces végétaux de même espèce, les uns périr et les autres résister à la rigueur de la saison; mais ceux qui ont résisté n'ont pas moins beaucoup souffert. Il en est de même des enfants soumis à une mauvaise éducation physique : ceux qui succombent auraient pu puiser la santé à de meilleures sources, tandis que ceux qui survivent n'auraient pas seulement conservé avec peine la bonne organisation qu'ils avaient reçue de la nature, ils l'auraient encore améliorée.

Dans la ville de Lure, les familles pauvres, quoique moins nombreuses que celles des gens aisés, présentent chaque année, surtout pendant l'hiver, une quantité de malades proportionnellement bien plus considérable; et ce que je vois ici se présente également ailleurs aux yeux de la plupart des médecins. Sans doute il y a des exceptions, ces exceptions sont même nombreuses; mais elles viennent en grande partie de ce que les enfants des pauvres ont beaucoup plus de liberté que ceux des riches; ils sortent ordinairement davantage et se trouvent, par ce moyen, soustraits aux influences nuisibles de leurs mauvais logements. Disons aussi que bien des jeunes gens, quoique élevés dans l'abondance, ne sont pas moins fort mal élevés, même sous le rapport physique.

Si la jeunesse des campagnes est plus colorée, si elle offre ordinairement une constitution plus robuste que celle des villes, c'est qu'elle vit sous le ciel, c'est qu'elle jouit beaucoup plus de l'air pur des champs et de la lumière vivifiante du soleil; mais malheureusement elle perd pendant l'hiver une partie de ces avantages. Aussi l'observateur qui a visité en automne les enfants réunis dans la classe d'un village, ne retrouve déjà plus sur les mêmes physionomies, s'il les revoit en mars, cette teinte, cette expression de vie et de santé qu'il avait remarquée dans les premiers jours de novembre : les influences malsaines, qui, pendant la saison froide, ont entouré ces jeunes gens, et dans leurs familles, et quelquefois dans la salle d'école, ont déjà produit de mauvais effets, effets souvent durables, et que huit mois de liberté et de grand air ne réparent pas toujours.

Il en serait autrement si les maisons particulières, si les salles d'école étaient plus vastes, mieux aérées, moins humides, moins encombrées de monde et quelquefois d'ordures; si enfin l'air, la lumière et tous les éléments qui concourent à notre bien-être physique, au lieu d'être détériorés ou affaiblis, étaient appliqués aux organisations du jeune âge sans mélange de principes malfaisants, et répartis en quantité suffisante pour donner le plus de vie possible. Alors la campagne donnerait des tempéraments robustes et heureusement constitués, des hommes sains d'esprit et de corps ; l'agriculture serait mieux servie ; les villes auraient de meilleurs ouvriers ; les maux de nerfs seraient moins à la mode chez les femmes; la paresse et la mendicité, qui naissent souvent de la souffrance, donneraient moins de parasites à la société; les conseils de révision auraient moins de réformes à faire ; nos régiments seraient moins tributaires des hôpitaux ; enfin notre armée, déjà si bonne, gagnerait encore en force et même, si cela est possible, en courage ; car une santé de fer, en augmentant la vigueur du corps, donne à l'homme plus de confiance en son pouvoir, et met par conséquent plus d'énergie dans sa volonté.

CHAPITRE II.

De l'Air. — De la Chaleur. — De l'Humidité. — De la Lumière, — et de leur influence sur la santé des Enfants.

§ I. — *De l'Air*.

Les jeunes gens, pour se développer, tous les hommes, pour vivre, ont besoin d'air, de chaleur et de lumière. L'air est une condition essentielle de notre existence, mais il faut qu'il soit pur : chargé de gaz étrangers, de principes malsains, d'émanations contagieuses ou épidémiques, il nous apporte une foule de maladies, et cause même quelquefois une mort prompte, la mort par asphyxie*.

* On meurt par asphyxie lorsqu'on manque d'air pour respirer, lorsque l'air est chargé de vapeurs, de gaz nuisibles ou même seulement impropres à la respiration, enfin toutes les fois qu'on perd la vie sous l'influence d'un travail irrégulier des organes respiratoires : ainsi les pendus, les noyés, ceux qui succombent à la vapeur du soufre ou du charbon allumé, meurent par asphyxie. On ne doit donc pas attribuer la mort des noyés à l'eau qu'ils ont avalée ; ils en avalent très peu : ils ne périssent que parce qu'ils n'ont pas pu respirer : il sont étouffés. Pour les rappeler à la vie, il faut par conséquent bien se garder de les renverser la tête en bas et les jambes en l'air, comme on ne le fait que trop souvent. Ce procédé est détestable et suffit pour tuer des malheureux qui auraient pu être sauvés par des moyens plus rationnels.

L'air, dans son état de pureté, n'est formé que de deux gaz ou fluides aériformes, qui sont l'oxygène et l'azote*. Un volume de 100 décimètres cubes d'air contient 21 décimètres cubes d'oxygène et 79 d'azote**. Lorqu'on respire, l'air attiré par le mouvement d'aspiration (mouvement de soufflet) qu'exécutent les parois de la poitrine, se répand en une seconde à travers les poumons (le foie mou), il se met en rapport avec le sang veineux, qui revient presque noir des différentes parties du corps ; il rend à ce sang une couleur vermeille ; il le modifie, le répare, le purge ; en un mot il lui enlève les principes qui ne conviennent plus à la vie, et lui en fournit d'autres ; puis il sort de la poitrine par l'expiration. Mais en sortant il n'est plus le même : il a perdu environ la cinquième partie de son oxygène, et cet oxygène, perdu au profit du sang, se trouve remplacé par une quantité égale d'acide carbonique,

* On distingue dans la nature quatre sortes de corps : 1° les corps fluides impondérables, qui sont le calorique, la lumière, l'électricité et le magnétisme ; 2° les corps gazeux ou les gaz, tels que l'air, l'acide carbonique, etc., etc. ; 3° les corps liquides, comme l'eau ; 4° enfin les corps solides, le bois, le fer, etc., etc.

** Pour être plus clair, je néglige les fractions. A la rigueur, d'après des analyses récentes et faites avec tout le soin possible par MM. Dumas et Boussaingaud, l'air contient en volume 20,81 d'oxygène et 79,19 d'azote, ou en poids 2301 d'oxygène et 7699 d'azote. Ces proportions ne varient pas bien sensiblement selon les lieux ni selon les hauteurs. On trouve aussi dans l'air pur une quantité très faible d'acide carbonique, quantité qui peut être représentée à peu près par la fraction décimale 0,0005.

gaz qui est très nuisible et qui ne peut ni rester ni rentrer dans les organes pulmonaires, sans compromettre la santé et même l'existence.

L'air expiré contient aussi beaucoup d'eau en vapeur : on peut s'en convaincre en respirant contre la surface d'un miroir froid et sec, placé à cinq ou six centimètres de la bouche. La quantité de cette vapeur est évaluée par les physiologistes à un demi kilogramme par 24 heures, pour une seule personne. L'eau ainsi rejetée par l'expiration n'est pas pure : elle renferme des émanations animales qui ne conviennent plus au corps, et dont la présence se décèle souvent par une odeur plus ou moins désagréable.

§ II. — *Du Calorique.*

La couche d'air qui environne le globe terrestre et qu'on appelle atmosphère, est modifiée de différentes manières par le calorique : la chaleur la dilate, tandis que le froid la resserre et la force à occuper un espace moins grand. Il s'en suit que, par une saison rigoureuse, nous respirons une plus grande quantité d'air sous un même volume. On ne devrait pas en conclure cependant que le fluide atmosphérique ainsi concentré est plus propre à vivifier nos organes ; au contraire, il les irrite et peut les enflammer. D'ailleurs il ne suffit pas que l'air pénètre dans la poitrine, il faut encore qu'il s'y trouve dans des conditions propres à favoriser l'opération qui se fait dans les poumons ; or une température trop basse s'y oppose. Il est prouvé que sous l'influence d'un grand froid, d'un froid de 20 à 30 degrés sous zéro, la respiration se fait mal : l'air en sortant des poumons, y laisse très peu d'oxygène, et n'emporte qu'une faible quantité d'acide carbonique. Aussi la mort par le froid, mort très douce, est une véritable asphyxie.

L'air dépourvu de calorique n'agit par sur nous uniquement par l'intermédiaire des organes de la poitrine, il nous impressionne par toute la surface du corps : il enlève à celui-ci plus de chaleur qu'il ne lui en donne, et s'oppose au libre exercice des fonctions de la peau, fonctions qui cependant ne peuvent pas être interrompues pendant un certain temps, sans dommage pour la santé. Aussi, dans nos climats, les maladies sont beaucoup plus fréquentes en hiver et au commencement du printemps que dans les autres époques de l'année; les affections morbides, qui appartiennent à toutes les saisons, sont même en général plus graves dans les mois de décembre, janvier et février. Mais il faut convenir que cette différence dans le nombre et dans la gravité des maladies, selon l'époque de l'année, ne vient pas seulement des différences de température: en hiver, on sort beaucoup moins des maisons et l'on ferme avec soin les ouvertures des appartements habités ; dans la classe peu aisée de nos petites villes, chez la plupart des habitants des campagnes, et même quelquefois chez nos paysans électeurs, la chambre du poêle, chauffée comme une étuve et fort mal tenue sous tous les rapports, est trop étroite pour le nombre de personnes qu'elle contient : or un pareil état de choses et bien d'autres circonstances corrompent l'air qu'on respire, et entrent pour plus de moitié dans les causes qui contribuent à compromettre la santé et à aggraver les maladies.

Quoiqu'il en soit, il est bien certain que le froid ne convient pas plus à l'homme qu'aux plantes ; or on sait que, si celles-ci ne périssent pas sous l'influence des frimats, elles cessent de croître. Il en est de même de la jeunesse : elle reste chétive et se développe difficilement lorsqu'elle est maintenue avec les habillements ordinaires, dans une chambre dont la température approche de zéro, c'est-à-dire de la gelée. Ajoutons, pour ne pas induire en erreur, qu'en considérant l'impression de l'air froid sur le corps comme toujours nuisible, nous avons seulement en vue l'homme bien portant ; car, dans certains cas de maladie, l'air frais, l'eau froide, la glace même, peuvent être employés avec avantage : ce sont des moyens médicamenteux puissants, quelquefois dangereux et souvent fort utiles. C'est aux médecins à en déterminer et à en régler l'emploi.

L'air trop chaud a aussi ses inconvénients : beaucoup plus dilaté, il a moins d'oxygène sous un même volume, et n'en fournit pas assez à chaque inspiration pour vivifier le sang d'une manière convenable; d'un autre côté il force la peau à exhaler davantage, et appauvrit les liquides du corps en provoquant une transpiration excessive; enfin, jouissant par sa chaleur même d'une force dissolvante plus considérable, il se charge plus facilement des miasmes contagieux et de tous les principes nuisibles que les personnes ou les lieux peuvent produire.

La température la plus convenable à l'homme sain, soit dans les maisons, soit à l'extérieur, est celle de 14 à 18 degrés au-dessus de zéro du thermomètre centigrade. Elle peut être plus basse sans inconvénient, lorsqu'on se livre à un exercice assez énergique pour entretenir une plus grande activité dans la circulation; mais pour l'homme en repos, pour les enfants qui sont dans les écoles, il faut un peu plus de chaleur, et celle que je viens d'indiquer est la plus convenable : c'est à peu près celle qui existe après le coucher du soleil dans les douces soirées du mois de mai.

§ III. — *De l'Humidité.*

L'eau existe dans l'air sous deux états différents : elle y est seulement suspendue et comme en liberté, ou bien elle s'y trouve en dissolution complète. Dans le premier cas, elle est en gouttelettes tantôt fines et invisibles, tantôt appréciables à la vue sous forme de brouillards ou de nuages : ces gouttelettes non dissoutes, visibles ou invisibles, rendent l'air humide, parce qu'elles ne sont que de l'eau très divisée; mais, si elles peuvent se dissoudre entièrement dans l'atmosphère, il n'y a plus d'humidité, car, à bien dire, il n'y a plus d'eau : celle-ci, sans avoir perdu ses principes constituants, a pris toutes les qualités physiques de l'air; transformée en vapeur, elle n'est plus qu'un gaz comme l'air lui-même, elle n'humecte plus.

L'air est donc seulement sensiblement humide, lorsqu'il tient en suspension de l'eau qui est très divisée, mais qui n'est pas en dissolution complète. Or il en renferme souvent : il ne peut dissoudre qu'une certaine quantité d'eau*; il en dissout d'autant plus qu'il est plus chaud; mais aussitôt qu'il se refroidit, il en abandonne une partie : cette partie abandonnée rend alors l'atmosphère humide, et se dépose plus ou moins lentement sur les corps qui

* Quand nous disons que l'air dissout la vapeur, il ne faut pas prendre l'expression à la lettre. Le fluide atmosphérique est étranger à ce phénomène; car l'eau s'évapore également dans un espace vide et entièrement privé d'air : c'est à la chaleur seule qu'il faut attribuer l'opération. Mais il n'en est pas de même de l'eau divisée et non vaporisée : celle-ci ne pourrait pas rester suspendue dans le vide; c'est l'air, l'air seul qui la soutient.

se trouvent à sa portée. Ainsi, lorsqu'on introduit dans une chambre chaude un verre très froid et bien sec, on voit ce verre se couvrir promptement de gouttelettes d'eau qui deviennent bientôt assez abondantes, assez rapprochées, pour troubler la transparence du vase : celui-ci étant froid a refroidi les couches d'air qui l'ont effleuré, et leur a fait perdre avec leur chaleur une certaine quantité de l'eau qu'elles tenaient en dissolution. De là cette rosée qui s'est déposée sur les parois du verre, et qui, toutes choses égales d'ailleurs, est d'autant plus abondante que le sol, les murs, l'exhalation cutanée et pulmonaire des habitants, ont fourni plus de vapeur à l'atmosphère de la chambre.

La production de la rosée pendant la nuit, celle des nuages dans le ciel s'expliquent de la même manière, c'est-à-dire par un refroidissement de l'air plus ou moins saturé d'eau.

Une chambre humide paraît assez sèche tant qu'elle est bien chauffée; mais elle reprend son humidité si l'on y cesse le feu sans changer l'air; car alors l'eau qui s'y était vaporisée à l'aide de la chaleur, se dépose de nouveau à mesure que cet air se refroidit.

L'eau que l'atmosphère tient en dissolution complète, a moins d'influence sur la santé de l'homme que celle qui y est seulement suspendue. Cependant l'air chaud qui contient autant d'eau qu'il peut en dissoudre, est nuisible sous plusieurs rapports : les éléments en sont divisés et raréfiés par la vapeur ; le principe vivifiant, l'oxygène, s'y trouve moins concentré, et la respiration est mal servie. D'un autre côté, cet air élève trop la chaleur et la sensibilité de la peau, qui par cela même devient plus impressionnable au froid. Il rend le corps mou, nonchalant, paresseux ; il dispose au sommeil et engourdit en quelque sorte les fonctions de l'intelligence ; enfin il favorise plus que tout autre les contagions et les épidémies, parce que les émanations nuisibles, entraînées par l'eau qui s'évapore, se répandent plus facilement dans l'air, pénètrent avec lui dans la poitrine et dans le sang, et même s'attachent à la peau, alors très humide, pour s'introduire aussi par cette voie dans la circulation.

L'air humide et chaud peut encore être utile sous forme de bains de vapeurs, dans un certain nombre de maladies ; mais, humide et froid, il ne convient à personne : il nuit surtout aux enfants ; il ramollit en quelque sorte leur constitution et leur donne très souvent les humeurs froides ; de plus il dispose aux affections de poitrine, au croup, au goître, aux rhumatismes aigus et chroniques, et à une quantité d'autres maladies.

§ IV. — *De la Lumière.*

Parmi les éléments qui ont un grand empire sur l'organisation et sur le développement de l'espèce humaine, il faut aussi compter la lumière. Sans lumière, les végétaux et les animaux cesseraient bientôt d'exister : aussi on peut dire qu'en la répandant avec profusion sur la terre, le soleil y verse la vie. Le fluide lumineux ne sert pas seulement à la vision ; il exerce une action spéciale et puissante sur tous les êtres organisés : sous son influence, les plantes se développent avec vigueur, les fleurs s'épanouissent, elles se chargent de brillantes couleurs et donnent plus de parfum ; l'homme devient plus agile, ses chairs sont plus fermes, sa peau se colore, ses yeux ont plus d'éclat, en un mot, il vit davantage. Un végétal placé dans une cave obscure dépérit rapidement; il se décolore, s'attendrit et perd bientôt la plus grande partie de sa saveur*. Les hommes qui

* Ces effets ne résultent pas seulement de la privation du grand air ; car, si la cave est munie d'une croisée qui puisse donner beaucoup de lumière sans laisser passage à l'air, on voit la même plante reprendre vigueur et recouvrer les qualités qu'elle avait perdues. Le besoin du jour est tellement impérieux pour les végétaux, qu'ils semblent chercher la lumière ; ils vont à sa rencontre et inclinent toujours leurs tiges du côté d'où elle vient. Ainsi faites germer quelques tiges de blé ou de toute autre plante un peu flexible, dans un vase rempli de terre ; placez ce vase dans une chambre qui reçoive seulement le jour par une ouverture de quatre ou cinq centimètres de diamètre ; rendez même cette ouverture imperméable à l'air, au

travaillent dans les souterrains, dans les mines, ceux qui ont été enfermés dans des cachots obscurs, sont pâles, étiolés et semblent tous relever d'une maladie grave : c'est aussi ce qu'on remarque, dans les grandes villes, sur les individus qui habitent ces ruelles étroites au fond desquelles le soleil n'a jamais porté ses rayons.

L'enfant qui est élevé au faible jour d'un appartement mal éclairé n'acquiert qu'une organisation éphémère : il devient rachitique ou scrofuleux, ou sujet aux maladies nerveuses. Un tel individu, amené dans de pareilles conditions jusqu'à l'âge d'homme, serait à charge à la société ; il n'aurait qu'un corps sans force, une intelligence étroite et une volonté sans énergie ; il serait mou, lâche, paresseux : ce serait un homme de cire.

moyen d'un verre transparent : si vos tiges de blé ne sont pas trop éloignées de la petite lucarne, vous les verrez en peu de temps (deux ou trois jours) s'incliner, s'allonger du côté du jour, et en prendre tout-à-fait la direction. Alors retournez le vase en lui faisant faire un demi-tour sur place, bientôt les tiges tendront à se redresser, puis elles s'inclineront en sens contraire pour se porter de nouveau vers la lumière.

CHAPITRE III.

Des causes qui peuvent compromettre la santé dans un Appartement habité, notamment dans une Salle d'école.

(Ces causes sont nombreuses : elles peuvent venir des individus qui sont enfermés dans la chambre, ou de cette chambre même, des lieux environnants, des objets qu'elle contient, etc., etc.)

ARTICLE PREMIER.

CAUSES D'INSALUBRITÉ PROVENANT DES INDIVIDUS RÉUNIS DANS UN MÊME LOGEMENT.

---

§ I. — *Influence pernicieuse de l'air modifié dans ses principes par la respiration de l'homme.*

Un écrivain célèbre a dit avec raison : « L'haleine « de l'homme est mortelle pour l'homme. » L'air qui a servi à la respiration, abstraction faite des émanations animales qu'il entraîne, est encore détérioré de deux manières : il a perdu quatre centièmes d'oxygène et s'est chargé de quatre centièmes d'acide carbonique : ayant moins d'oxygène, il n'entretient

3

pas assez la vie; avec l'acide carbonique, il donne la mort; car ce dernier gaz est non-seulement impropre à la respiration, il est délétère, il empoisonne. Il noircit et épaissit le sang; il engorge d'abord les poumons, ensuite le cerveau et tous les autres organes; il porte partout son action stupéfiante, et engourdit toutes les fonctions de l'économie : bientôt le mouvement de la machine vitale se ralentit, puis enfin s'arrête, et l'individu périt s'il n'est pas promptement secouru.

Tout le monde sait qu'un réchaud rempli de charbon allumé, et placé dans une chambre dont on a fermé toutes les issues, ne tarde pas à faire succomber les personnes qui respirent la vapeur produite par ce charbon. On sait aussi qu'une cuve dans laquelle fermente de la bière ou de la vendange, asphyxie quelquefois les imprudents qui veulent y entrer, ou qui seulement y tiennent la tête baissée pendant un temps très court. Les fours à chaux en cuisson causent aussi de pareils accidents; or, dans toutes ces circonstances, c'est l'acide carbonique qui détermine la mort*. C'est à l'acide carbonique pur qu'il faut attribuer les phénomènes remarquables de la fameuse Grotte du Chien, située dans le royaume de Naples.

* Il faut reconnaître cependant qu'outre l'acide carbonique, la vapeur du charbon renferme un peu d'oxide de carbone et une faible quantité d'hydrogène carboné, gaz qui sont également dangereux et qui, par conséquent, augmentent l'action délétère du premier.

L'acide carbonique pur cause la mort en deux ou trois minutes. « La vie, dit M. Leblanc, ne saurait « se prolonger au-delà de quelques instants, dans « une atmosphère qui contient trente pour cent de ce gaz. » (*Mémoire lu à l'Académie des sciences le 6 juin* 1842). Une masse d'air contenant les mêmes éléments que celui qui sort de la poitrine, c'est-à-dire ayant quatre pour cent d'acide carbonique, amènerait assez promptement des résultats funestes. L'air qui a été modifié par la respiration, de manière à contenir seulement un centième de ce même gaz, est encore sensiblement nuisible à l'espèce humaine. D'après M. Leblanc, le séjour des hommes dans une atmosphère chargée par la respiration d'un pour cent d'acide carbonique, ne saurait se prolonger sans qu'ils ressentent bientôt un véritable malaise; alors la ventilation devient indispensable.

Les effets pernicieux qui résultent de l'absorption de l'acide carbonique sont, à la vérité, d'autant moins sensibles que ce gaz est plus rare, plus divisé; cependant, s'il n'est pas assez abondant pour détruire la vie, il l'affaiblit, et cet affaiblissement est toujours proportionné à la quantité relative du poison. Ainsi, dans la proportion d'un millième, il ne tue pas, mais il nuit encore; car ce millième conserve et exerce nécessairement sur la santé sa part d'influence malfaisante. Un poison pris à dose appréciable, mais trop faible pour donner la mort, produit toujours des effets bons ou mauvais : bons dans quelques maladies, nuisibles dans les autres, et essentiellement mauvais chez l'homme sain.

On voit donc déjà qu'il peut être dangereux d'habiter des appartements trop étroits et mal aérés, et qu'un trop grand nombre d'enfants réunis dans une salle d'école, doivent être dans de fort mauvaises conditions de salubrité. On ne conservera plus de doute à cet égard, quand on aura vu avec nous quelle quantité d'acide carbonique un homme peut produire dans un espace et dans un temps déterminés, et quand nous aurons prouvé par des autorités et par des faits, combien sont réels et graves les accidents que peut occasionner l'air vicié par la respiration de l'homme.

La quantité d'air qui entre dans la poitrine d'un enfant de dix ans, à chaque inspiration de moyenne étendue, est évaluée approximativement à 225 centimètres cubes; d'un autre côté, le nombre des inspirations est à peu près de 25 par minute : ce qui fait un bon mètre cube en trois heures, ou, pendant le minimum de la durée d'une classe, temps après lequel ce mètre cube contient quatre pour cent d'acide carbonique, et a perdu la cinquième partie de son oxygène.

Ce calcul établi, faisons une application : supposons une salle d'école ayant six mètres de chaque face et trois mètres de hauteur; elle offrirait une capacité de cent huit mètres cubes, et serait en apparence d'une grandeur suffisante pour contenir cinquante-quatre élèves; cependant, si elle restait bien fermée sur ce nombre d'écoliers pendant tout le temps d'une classe, il pourrait en résulter des effets désastreux : l'air n'étant que de deux mètres cubes pour chacun, se trouverait sur la fin chargé de deux centièmes d'acide carbonique; or une telle quantité, jointe aux autres éléments nuisibles, serait peut-être suffisante pour faire succomber quelques-uns de ces enfants avant l'heure de sortie.

Ces idées théoriques ne sont pas de pures hypothèses : M. Dumas s'est assuré par des expériences, qu'un homme enfermé pendant une heure dans un espace contenant deux mètres cubes d'air, charge cet air de six millièmes d'acide carbonique, ce qui donne dix-huit millièmes ou près de deux centièmes en trois heures. Or l'homme dans la force de l'âge ne consomme pas beaucoup plus d'air qu'un enfant de dix ans, car il respire moins souvent.

Dans les cours publics des facultés de Paris, les leçons de chaque professeur n'ont qu'une heure de durée; malgré cela, et quoique les amphithéâtres qui servent à ces leçons soient vastes et distribués convenablement pour la ventilation, il survient encore de temps en temps des faiblesses, des menaces d'asphyxie, lorsque le nombre des auditeurs est considérable. Dans un amphithéâtre de la Sorbonne, de la capacité de mille mètres cubes, l'air, modifié pendant une heure par neuf cents personnes, avait perdu un pour cent d'oxygène, et s'était chargé de plus d'un centième d'acide carbonique, quoique deux larges portes fussent restées ouvertes dès le commencement de la leçon.

Il n'y a personne qui n'ait été témoin de ces défaillances qui surviennent de temps en temps dans les églises et dans tous les lieux encombrés de monde: on les attribue à tort au manque d'air; elles ne viennent que de la privation de l'air pur : la chaleur n'en est pas non plus la principale cause; car le soleil de juillet, quoique plus chaud que l'air d'une église, n'amène pas au milieu des champs des accidents du même genre. Si ces menaces d'asphyxie sont rarement suivies de la mort, c'est qu'on a soin de soustraire les malades à la cause qui les incommode : une fois sortis du lieu habité et exposés à un air plus pur, ils se rétablissent promptement.

Cependant les exemples d'accidents funestes survenus sous l'influence de l'air vicié par la respiration, ne sont pas bien rares, Les historiens rapportent un fait assez remarquable pour que nous en parlions ici. En 1757, cent quarante-six Anglais en garnison à Calcutta furent faits prisonniers de guerre par un prince indien. On les enferma tous, pour la nuit, dans une étroite prison appelée le *Trou-Noir*, ayant environ sept mètres en carré (sept mètres de chaque face), et recevant le jour par deux petites ouvertures qui donnaient sur une galerie.

Ces infortunés éprouvèrent bientôt un grand malaise, le malaise d'un homme qui étouffe. Ils s'efforcèrent inutilement d'enfoncer la porte de la prison; ils tâchèrent d'exciter la compassion ou l'avidité des gardes pour avoir un logement moins étroit, mais ils ne purent rien obtenir. Fatigués par la chaleur, et de plus en plus menacés de suffocation, ils ôtèrent leurs habits, ils agitèrent l'air avec leurs chapeaux, ils se mirent même à genoux à différentes reprises pour se relever ensuite tous ensemble; mais, dans ce dernier exercice, plusieurs d'entre eux, déjà trop affaiblis, ne se relevèrent pas, et s'affaissèrent sous les pieds de leurs compagnons. Les angoisses de la soif vinrent s'ajouter aux autres souffrances: l'eau qu'ils demandèrent, et qu'on leur accorda avec parcimonie, fut pour ces malheureux une nouvelle cause de mort: chacun, pour en avoir, usa le peu de forces qui lui restaient; on se querella, on se battit avec fureur, et plusieurs succombèrent encore dans cette lutte. Après minuit, les survivants se battirent de nouveau pour avoir place près des petites fenêtres, et ces luttes acharnées, luttes de désespoir entre compatriotes, amis, et frères peut-être, durèrent jusqu'au jour. Alors on vint ouvrir la prison, et l'on y trouva cent vingt-trois cadavres. Les vingt-trois qui avaient résisté à l'asphyxie étaient dans l'état le plus pitoyable; ils se trouvaient si faibles que, pour se traîner hors de cette fatale demeure, il leur fallut tout le courage qui peut être inspiré par le plaisir de la délivrance.

§ II. — *Influence malfaisante des émanations animales exhalées par la peau, par les voies respiratoires, etc., etc. — Maladies qui peuvent en résulter.*

La production de l'acide carbonique et la diminution de l'oxygène ne sont pas les seuls changements nuisibles qui s'opèrent dans l'atmosphère d'une chambre par la présence de beaucoup de monde: les particules animales qui sortent de la poitrine avec l'air expiré, et qui sont rejetées du corps parce qu'elles ne conviennent plus, les principes liquides et volatiles qui s'exhalent par la peau, les gaz qui s'échappent par d'autres voies, forment dans une salle d'école un mélange essentiellement pernicieux et d'autant plus nuisible que cette salle est plus encombrée d'élèves. Toutes ces substances se mêlent, se combinent dans l'air, et y subissent, à l'aide de la chaleur et de l'humidité, une fermentation qui en augmente les propriétés malfaisantes. Bientôt reprises par les organes mêmes qui les avaient éliminées, elles rentrent dans le sang, elles circulent avec ce liquide dans toutes les parties du corps, elles corrompent plus ou moins les éléments de la machine, et déterminent quelquefois des maladies graves *. Parmi les maladies qui peuvent résulter d'un pareil état de choses, il faut mettre en première ligne la fièvre typhoïde. Cette affection, dont le nom seul est nouveau, a été probablement plus fréquente et bien certainement plus meurtrière chez nos ancêtres qu'elle ne l'est à notre époque; car, dans le bon vieux temps, l'hygiène, surtout l'hygiène publique, était plus négligée que de nos jours. La plupart des médecins qui se sont occupés de cette maladie, ont reconnu qu'elle survient souvent spontanément dans les lieux encombrés de beaucoup de monde, et qu'alors il faut en attribuer la cause à l'air vicié par les émanations humaines.

Dans les campagnes de la Révolution et de l'Empire, quand toute l'Europe était en armes, la fièvre typhoïde a détruit autant de monde que la poudre. Souvent alors elle faisait des ravages effrayants parmi les prisonniers de guerre, dans les forteresses assiégées, dans les hôpitaux remplis de blessés, enfin dans les localités où les hommes se trouvaient logés à l'étroit pendant un certain temps. Les épi-

* MM. Péclet et Dumas affirment que l'air expulsé par des cheminées d'appel destinées à opérer la ventilation des salles d'assemblées nombreuses, exhale souvent une odeur tellement infecte qu'on ne saurait la supporter impunément, même pendant un temps assez court. (Orfila, *Toxicologie*, *tome* 2, *p.* 556.)

démies graves qui se développaient alors étaient appelées typhus contagieux, typhus des prisons, des hôpitaux, etc.; mais elles n'étaient rien autre chose que des fièvres typhoïdes portées à un très haut degré de gravité*.

Ce qui est arrivé aux vingt-trois Anglais de Calcutta échappés à l'asphyxie, comme on l'a vu p. 27 et 28, prouve aussi d'une manière bien convaincante, que l'air vicié par les émanations humaines peut occasionner la fièvre typhoïde. Laissons parler l'histoire : « Le lendemain les gardes étant venus « visiter la prison, n'y trouvèrent que l'horreur et « la désolation. De cent quarante-six hommes qui y étaient entrés, il n'en restait de vivants que vingt-« trois, et *la plus grande partie de ceux-là périrent* « *même peu de jours après, victimes de fièvres* « *putrides.*** » Or les fièvres putrides ne sont que des affections typhoïdes graves et bien caractérisées : le nom est changé, mais la nature reste la même.

Ainsi, par la réunion prolongée d'un trop grand nombre d'individus même bien portants, l'air d'une chambre se charge de principes virulents capables d'engendrer la maladie dont nous parlons : donc une

* On a cru d'abord que le typhus et la fièvre typhoïde étaient deux maladies distinctes ; mais, d'après les travaux de quelques bons médecins modernes, travaux basés sur l'observation des faits, on est généralement revenu de cette idée.

** Histoire universelle, traduite de l'Anglais par une société de gens de lettres. Paris, 1788, tome 110, p. 387.

salle d'école trop étroite et mal aérée peut être le point de départ, le foyer primitif d'épidémies typhiques plus ou moins graves. A la vérité, une pareille salle n'infectera pas tous les enfants qui s'y réunissent : la fièvre typhoïde n'atteindra que ceux qui seront très disposés à la contracter; mais il faut réfléchir que cette affection est contagieuse, et qu'un seul individu atteint dans un village, peut communiquer son mal à toute la localité*. C'est même ce qui arrive habituellement : c'est ce qui est arrivé récemment encore dans un grand nombre de communes de nos environs. Certes, il est difficile qu'il en soit autrement dans un pays où l'on a la manie de fatiguer, d'obséder les malades par des visites continuelles. Ces visites, dictées fréquemment par la curiosité seule, amènent des résultats désastreux, et doivent être considérées comme la cause presque unique des épidémies qui ravagent notre province depuis quelques années. La fièvre typhoïde, bornée d'abord à quelques individus, à quelques familles, n'irait pas plus loin, si elle n'était pas reprise et disséminée par ceux des visiteurs qui sont suscep-

* Il ne faut pas confondre ces mots, *Maladie contagieuse* et *maladie épidémique* : une maladie est *contagieuse* lorsqu'elle peut se communiquer aux individus qui se mettent en contact avec le malade, ou à ceux qui touchent les objets dont il s'est servi, ou enfin à ceux qui respirent l'air chargé d'émanations provenant de sa personne ; on appelle, au contraire, maladie *épidémique* celle qui attaque un grand nombre de personnes dans le même temps et dans les mêmes localités, quelle qu'en soit d'ailleurs la cause.

tibles de la contracter. Avis donc aux instituteurs et aux institutrices qui, pour se conformer à l'usage, ou pour faire la cour à une famille influente, conduisent quelquefois leurs élèves, en visite de corps, près d'un enfant atteint de l'affection qui nous occupe.

§ III. — *De l'Humidité excessive de l'atmosphère dans une chambre remplie de monde.*

Nous avons déjà parlé des mauvais effets que l'air humide produit sur la santé des enfants; or il n'y a pas d'air plus humide que celui qui constitue l'atmosphère d'une salle d'école mal ventilée et encombrée d'élèves; nous allons en donner la preuve: l'homme perd beaucoup de liquides par la transpiration qui se fait à la peau; on sait que les produits de cette transpiration, lorsqu'il y a sueur abondante, peuvent être de plusieurs litres en quelques heures; mais ce qu'on ne sait pas généralement, c'est que, dans les conditions ordinaires de la vie, quand la peau n'est pas sensiblement humide, chaque personne ne fournit pas moins par la surface cutanée une quantité d'eau assez considérable; et si ce liquide, qui est loin d'être de l'eau pure, ne mouille pas sensiblement les habits, c'est qu'il est évaporé par la chaleur du corps, et enlevé par l'air à mesure qu'il s'exhale; mais on peut prendre une idée de son abondance, en enveloppant un membre avec une toile cirée ou avec tout autre tissu imperméable d'une certaine étendue. Quand même la partie ainsi emmaillottée serait tenue un peu moins chaudement que le reste du corps, elle ne se couvrirait pas moins d'une sueur abondante ; or cette sueur ne serait rien autre chose que celle qui résulte de la transpiration insensible, et qui, emprisonnée par la toile cirée, n'aurait pas pu s'évaporer comme auparavant.

On a fait beaucoup d'expériences pour savoir qu'elle quantité d'eau un homme rend par la peau et par les voies respiratoires. D'après ces expériences, on évalue à près d'un litre, par vingt-quatre heures, le produit de la transpiration cutanée d'une seule personne, et à un demi-litre, les liquides qui sortent avec l'air expiré; mais, dans ces derniers temps, M. Dumas a fait aussi des expériences qui tendraient à prouver que ces quantités sont exagérées. D'après lui, un homme ne perd, en vingt-quatre heures, qu'environ huit cents grammes de liquide par la peau et les poumons. Or, en nous tenant à cette évaluation, qui est la plus faible, nous trouvons par individu 33 1/3 centimètres cube d'eau en une heure. Si donc cent enfants sont réunis dans une salle privée de ventilation et contenant deux cents mètres cubes d'air, cet air aura reçu, au bout de deux heures, 6666 2/3 centimètres cubes d'eau, c'est-à-dire plus de six litres et demi. Si ensuite on tient compte de l'humidité qui existe habituellement dans l'air, puis de celle qui peut être produite par l'habitation même, et qui souvent est déjà considérable, on aura encore un supplément d'un litre et demi au moins, et, par conséquent, en tout plus de huit litres. Mais cette quantité d'eau, vaporisée d'abord en grande partie par la chaleur du corps des élèves, ne pourra pas rester toute à l'état de gaz dans une salle chauffée modérément, et renfermant seulement deux cents mètres cubes d'air; car, d'après les expériences et les calculs des physiciens, un pareil espace, à la température de 16 degrés plus 0 centigrades, ne peut contenir que la vapeur produite par 2740 centimètres cubes d'eau (13, 7 centimètres cubes pour un mètre d'air). Il restera donc plus de cinq litres et demi de liquides qui, ne pouvant pas se maintenir à l'état gazeux, se déposeront en brouillards invisibles, mais humides, sur le corps des enfants. De plus, la quantité de cette eau s'augmentera de toute celle qui sera de nouveau exhalée par les mêmes individus; car l'espace, étant saturé, ne pourra plus en dissoudre.

Si l'on abaisse la chaleur de la salle sans en changer l'air, celui-ci deviendra encore plus humide; parce que la vapeur, diminuant avec la température, se condensera en plus grande quantité et formera plus d'eau. Si, au contraire, on chauffe davantage, l'air, dilaté par le calorique et par une plus grande proportion d'eau gazéifiée, servira fort mal les fonctions respiratoires : d'ailleurs il ne sera pas beaucoup plus sec ; car la transpiration excitée par une chaleur plus élevée, donnera plus de produits. Dans tous les cas, l'atmosphère de la salle, saturée de vapeurs, n'enlèvera pas facilement les liquides qui continueront à sortir par la surface du corps des élèves ; la peau et les habits resteront humides ; en sorte que, pendant l'hiver, ces jeunes gens une fois exposés à l'air glacé de la rue, seront facilement impressionnés par le froid, et pourront subir les suites pernicieuses qui en résultent souvent.

§ IV. — *Des Émanations animales contagieuses ; — Facilité de leur transmission dans les salles d'école.*

Jusqu'à présent, en parlant des causes d'insalubrité provenant du corps humain, nous avons seulement mentionné celles qui peuvent être produites par tout individu vivant, quel que soit d'ailleurs l'état de sa santé ; mais un homme malade peut exhaler aussi des produits de nature spéciale, et capables d'incommoder plus ou moins les personnes qui se trouvent en rapport avec lui. Ainsi, parmi les maladies auxquelles notre faible nature est sujette, il en est un certain nombre qui peuvent se communiquer par contagion. Celles qui jouissent plus spécialement de cette propriété sont la petite-vérole, la rougeole, la scarlatine, la fièvre typhoïde, la coqueluche et la gale. Pour cette dernière seulement le contact est nécessaire, tandis que les autres peuvent aussi se transmettre à distance par l'air chargé des émanations qui s'échappent des malades. Or toutes ces affections attaquent plus particulièrement le jeune âge, et, bien certainement, il n'y a pas de lieu qui soit plus capable de les répandre qu'une salle d'école; mais elles s'étendront plus difficilement aux enfants encore sains, si la salle est vaste, si l'air n'y est ni trop chaud ni trop humide, et s'il est fréquemment renouvelé.

Une affection contagieuse ne peut se transmettre que dans le cas où les émanations produites par le malade, sont assez puissantes pour vaincre la résistance que la constitution de la personne encore saine oppose à l'action de leur virus : or ces émanations auront d'autant moins de force qu'elles seront plus divisées, plus raréfiées; et elles le seront dans une salle d'école bien construite et bien tenue : les malades produiront moins de miasmes nuisibles, parce que l'air ne sera ni humide ni trop chaud; d'un autre côté ces miasmes, déjà peu nombreux, étant encore divisés dans une grande masse d'air, et emportés continuellement par une bonne ventilation, resteront tellement rares que leur puissance malfaisante sera presque nulle. Alors la constitution des enfants, quelque impressionnable qu'elle soit, pourra lutter avec avantage contre des influences morbides si légères.

On pourrait nous objecter que les enfants affectés d'une maladie grave, telle qu'une des fièvres contagieuses dont nous venons de parler, ne vont pas à l'école, et que par conséquent nos observations à ce sujet sont à peu près inutiles; démontrons qu'on serait dans l'erreur. Disons d'abord que la fièvre typhoïde, et surtout la coqueluche, sont souvent assez légères pour incommoder à peine ceux qui en sont atteints, et pour ne pas les empêcher de se livrer à leurs occupations ordinaires; or, dans ces cas, les enfants peuvent aller à l'école et y répandre le germe de leur maladie. A la vérité, il est probable que ces affections sont d'autant moins contagieuses qu'elles sont plus légères; mais, par cela même, une salle d'école bien saine sera précieuse, car elle enlèvera facilement toute chance de transmission. Ajoutons en outre que la plupart des maladies dont nous venons de parler, peuvent encore se communiquer pendant la convalescence; qu'il est impossible de préciser l'époque, le jour même où la propriété contagieuse du mal commence et où elle finit; qu'elle peut exister encore lorsque l'individu semble être entièrement guéri; que, par exemple, les croûtes qui succèdent aux pustules de la petite-vérole, et qui restent fixées à la peau pendant très long-temps, peuvent encore donner la maladie après plusieurs mois.

ARTICLE II.

CAUSES D'INSALUBRITÉ PROVENANT DES HABITATIONS ET DES LIEUX ENVIRONNANTS *.

La mauvaise qualité des matériaux employés dans les constructions est une cause d'insalubrité à laquelle il serait souvent difficile de porter remède : ainsi des pierres spongieuses et toujours imprégnées d'eau, du mortier contenant des principes terreux et chargés de nitre, donneront des murs qui seront pour les salles du bas une source continuelle d'humidité : le gypse qu'on y appliquera ne s'y dessèchera jamais en entier, il ne prendra pas la peinture et restera fort peu en place. Si, en même temps, les fenêtres sont étroites, peu nombreuses et placées d'un seul côté; si le rez-de-chaussée est trop peu élevé, si surtout il se trouve enfoncé en terre, comme on le voit dans certaines écoles, le mal sera plus grand encore, et l'on aura une maison excessivement malsaine. En effet cette maison devra être

* Pour éviter des répétitions, je passerai sous silence plusieurs de ces causes : ce que j'aurais à en dire ici trouvera sa place dans les chapitres suivants.

très nuisible à la santé; car elle aura sur le corps de ceux qui l'habiteront, l'influence que nous avons attribuée au manque de lumière et à l'air chargé d'humidité.

Tout le monde sait que dans les saisons froides et pluvieuses, on voit ordinairement un plus grand nombre de maladies, et des maladies bien plus graves qu'à la fin d'un été sec et chaud : or, dans un appartement humide, l'air est dans les mêmes conditions que l'atmosphère des saisons froides et pluvieuses, c'est-à-dire qu'il est humide et froid, comme celui d'une cave. Ce n'est qu'en le desséchant jour et nuit par la chaleur et par une large ventilation, qu'on peut éviter une partie des dangers qui résultent de son action sur nos organes. Ces dangers sont certainement bien réels, et il n'est pas un médecin qui n'ait pu s'en convaincre. Nous en voyons souvent la preuve chez les personnes qui habitent trop tôt des maisons nouvellement construites, ou qui se logent dans des chambres dont les murs et les plafonds, gypsés depuis peu, conservent encore une partie de leur humidité. Huit, dix ou quinze jours après être entrées dans de pareilles demeures, ces personnes sont souvent atteintes de rhumatismes aigus très violents, ou de pharyngites tousillaires (esquinancies), ou de quelques autres affections plus ou moins graves. Les mêmes causes peuvent, chez les jeunes gens, déterminer l'invasion du croup.

On voit par là combien il est imprudent de faire séjourner les enfants de tout un village dans une école qui est à peine achevée. Pourtant on le fait quelquefois, et encore, lorsque cela a lieu, c'est presque toujours à la rentrée de novembre, précisément dans la saison la plus humide, à une époque où l'on ne trouve pas que la température soit assez rigoureuse pour motiver une dépense de combustible, et où par conséquent on ne fait pas de feu, même quand les murs, plâtrés de la veille, suintent comme les parois d'une grotte souterraine.

On croit assez généralement qu'en appliquant des boiseries contre les murs, on préserve un appartement de toutes chances d'humidité; c'est bien certainement une erreur : sans doute, si ces boiseries étaient faites de manière à n'offrir aucune fissure, si elles étaient bien peintes à l'huile, si elles pouvaient se maintenir long-temps dans un bon état de conservation, elles s'opposeraient assez efficacement au passage des vapeurs aqueuses qui pourraient provenir des parois latérales de la chambre ; mais l'humidité d'un logement situé au rez-de-chaussée ne vient pas seulement des murs, elle vient souvent beaucoup plus encore du sol qui se trouve sous les pieds. Si l'aire de l'appartement est en terre, si même elle se compose de planches qui ne soient pas séparées du sol par un massif imperméable, non-seulement cet appartement sera humide, mais encore il sera fort incommode, fort insalubre sous un autre rapport : on ne pourra que difficilement s'y préserver du froid des pieds.

En parlant des causes d'insalubrité provenant de la réunion d'un grand nombre d'individus dans la même chambre, nous avons déjà suffisamment démontré que, toutes choses égales d'ailleurs, l'état sanitaire d'une salle d'école dépend beaucoup de la capacité relative de cette salle, c'est-à-dire de ses dimensions par rapport à la quantité des élèves qui doivent y être reçus. Ainsi une chambre qui contiendra quatre mètres cubes d'air pour chaque personne, sera plus saine que celle qui en offrirait seulement deux mètres. Mais il est bon aussi de faire remarquer qu'entre plusieurs salles ayant chacune un volume d'air égal pour chacun de leurs habitants, celle qui sera la plus vaste, et qui par conséquent contiendra le plus de monde, sera aussi celle qui offrira le plus de chances d'insalubrité et d'asphyxie; essayons de nous faire mieux comprendre :

Prenons deux salles d'école, l'une contenant dix mètres cubes d'air et l'autre deux cents; enfermons cinq élèves dans la première et cent dans la seconde : ces élèves auront, dans l'une comme dans l'autre, chacun deux mètres cubes d'air; et, d'après cela, on pourrait être porté à croire que les cent enfants placés dans la grande salle ne seront pas plus mal partagés, pas plus mal logés que les cinq autres; on se tromperait cependant : pour peu que la porte et les fenêtres de la petite chambre ne joignent pas bien, il s'y établira des courants qui seront facilement assez considérables pour amener d'un côté, et pour entraîner de l'autre, tout l'air que les cinq écoliers pourraient respirer; ceux-ci auront donc peu à craindre de l'asphyxie.

Mais, pour la salle où nous avons cent jeunes gens, il faudra bien une autre ventilation : des fentes qui donneraient quatre fois plus d'air que les précédentes seraient loin de suffire : puisqu'il y a cent individus, au lieu de cinq, il faut des courants qui fournissent une quantité d'air dix-neuf fois plus grande; car l'air respiré par les cent élèves est à celui que consomment les cinq autres, comme cent est à cinq, ou comme vingt est à un. Ainsi, pour un nombre double d'élèves, il est prudent de donner aux salles d'école une capacité plus que double, ou du moins d'y ménager des ouvertures et des courants d'air beaucoup plus considérables.

On voit par là que, si quatre ou cinq personnes jouissent d'un air passable en laissant fermées pendant quelques heures les portes et les fenêtres d'une chambre bourgeoise peu spacieuse, il ne peut plus en être ainsi pour ceux qui se trouvent réunis en grand nombre dans un vaste local : il faut nécessairement que la salle dans laquelle ils sont enfermés, soit pourvue d'ouvertures capables de donner passage à de larges courants d'air. Mais cela ne suffirait pas : il faut encore que ces courants s'effectuent ; or, c'est ce qui n'a pas toujours lieu ; en été on les obtient plus difficilement qu'en hiver, et voici pourquoi:

En hiver, une chambre habitée par beaucoup de monde s'échauffe nécessairement ; l'air qu'elle contient, en prenant plus de chaleur, devient plus léger et tend à s'élever; l'air extérieur, au contraire, étant beaucoup plus froid, et par conséquent plus lourd, se précipite dans la chambre par les ouvertures les plus basses, par le dessous des portes, etc., tandis que l'air chaud sort par les ouvertures supérieures. Il s'établit ainsi des courants qui sont d'autant plus forts que la température de l'appartement diffère de celle du dehors; et, pour peu que les ouvertures soient larges, ces courants peuvent suffire pour enlever une bonne partie du mauvais air. Mais il n'en est plus ainsi en été, car alors la température qui existe dans une maison habitée, dans une église remplie de monde, ne s'écarte pas assez de celle qui règne à l'extérieur pour provoquer des courants bien considérables : un vent d'une certaine force peut seul en produire, encore faut-il que les trous d'aération soient grands, nombreux, et distribués sur plusieurs faces du local.

On ne doit donc pas toujours compter sur quelques fenêtres ouvertes dans une vaste chambre, pour y maintenir la pureté d'une atmosphère qui se détériore au souffle d'un très grand nombre de personnes. Ainsi le plus sûr moyen d'éviter en tout temps l'insalubrité de l'air, et de conjurer les inconvénients qui peuvent en résulter dans les salles d'école, c'est de donner à ces salles assez d'étendue et de capacité.

Une maison établie sur un terrain fangeux ou plus bas que les lieux environnants, sera nécessairement malsaine. Si elle se trouve avoisinée par des mares d'eau croupissante, comme on en voit encore dans un bon nombre de villages, les enfants qui l'habiteront seront exposés à contracter des fièvres intermittentes; car ces fièvres ne viennent que des marais: l'eau courante, l'eau limpide et bien pure est étrangère à leur production. Le public les attribue à tort à la fraîcheur des lieux ; elles ne sont causées que par des vapeurs d'eau corrompue. Les feuilles, les racines et toutes les parties mortes des plantes, après avoir séjourné dans l'eau pendant un certain temps, s'y putréfient à l'approche des chaleurs ; elles engendrent des émanations qui se répandent au loin et qui déterminent chez l'homme un empoisonnement intermittent, dont les accès peuvent être quelquefois assez violents pour amener rapidement la mort. Aussi la présence des marais et de tous les lieux qui contiennent des eaux corrompues par la décomposition des végétaux, a toujours été meurtrière pour l'espèce humaine.

Donc le plus grand service que les administrations locales puissent rendre à leurs communes, c'est de purger les rues de ces cloaques infects qu'on remarque encore dans un bon nombre de localités; c'est même de faire combler et dessécher les marais qui sont trop rapprochés des villages; c'est d'empêcher les habitants d'étendre et de faire pourrir de la paille ou d'autres matières végétales, sur la voie publique et dans tous les lieux humides; c'est enfin de faire en sorte que le voisinage de chaque maison, de la maison d'école en particulier, ne soit pas un foyer de malpropreté et d'infection.

Mais, en prenant de pareilles mesures, les maires et les conseillers municipaux couperaient les vivres aux oies de MM. les électeurs communaux, et c'est un crime que ceux-ci leur pardonneraient difficilement au jour des élections, jour qui est d'un grand poids dans la conscience d'un bon nombre de magistrats municipaux. Aussi l'on aime mieux ne rien faire de bon, que de s'exposer à déplaire à quelqu'un et à perdre la voix d'un administré. Au village, comme sur un plus grand théâtre, la monomanie de l'époque, c'est la popularité; mais c'est souvent une popularité de mauvais aloi, un pur charlatanisme : on ne tient nullement à faire le bien du peuple, mais on tient beaucoup à faire croire qu'on s'en occupe; et cette hypocrite philanthropie ne trouve malheureusement que trop d'admirateurs !

CHAPITRE IV.

De la Construction et de l'Ameublement des Salles d'école.

ARTICLE PREMIER.

CONSIDÉRATIONS GÉNÉRALES.

Avant d'entrer en matière sur le mode de construction des maisons d'école, nous sentons le besoin de nous justifier en quelque sorte aux yeux de MM. les architectes. Sans vouloir empiéter sur leurs attributions, sans avoir la prétention de les régenter en ce qui concerne l'art architectural, nous nous permettrons cependant d'envoyer quelques conseils, quelques observations et même quelques critiques à leur adresse; notre tâche nous impose cette obligation. Il faut bien le reconnaître, cependant on l'oublie trop souvent, les maisons, construites pour la commodité physique de l'homme, doivent protéger sa santé, et non l'affaiblir ou la ruiner. Or il est bien certain que la salubrité d'une maison, d'une maison d'école en particulier, peut dépendre de l'état du terrain sur lequel se trouve l'édifice, de l'élévation du rez-de-chaussée relativement au sol environnant, des matériaux qui ont servi aux constructions, de la forme et de la capacité des salles, de la grandeur, du nombre et de la position des ouvertures, enfin de la manière dont l'ameublement se trouve distribué.

L'hygiène, dont la mission est de veiller à la conservation de la santé, a donc le droit de mettre la main aux plans des architectes, et de guider quelquefois leur compas. Qu'ils la laissent faire, nous les en conjurons, qu'ils la consultent, qu'ils sacrifient beaucoup, qu'ils sacrifient tout à ses avis lorsqu'il s'agit d'une maison d'école, et que, sous ce rapport, ils tiennent ferme contre l'ignorance, contre la parcimonie, et contre tout mauvais vouloir des localités.

A la vérité les architectes ne peuvent pas disposer à leur gré des deniers et des volontés des communes : les avocats de village se garderaient bien d'approuver un projet de construction, avant d'avoir cherché à faire quelque brèche dans les plans et devis proposés. d'un autre côté les maires les mieux intentionnés n'ont pas toujours assez de pouvoir pour faire adopter les choses les plus utiles; car, on le sait, le gouvernement du hameau rencontre fréquemment aussi une opposition de droite et de gauche, opposition par fois extrême, aveugle, routinière, tracassière, ignorante, mais dont l'ignorance n'est pas toujours le plus grand défaut.

Enfin il arrive souvent qu'avec l'accord le plus fraternel, avec la meilleure volonté, avec les intentions les plus pures, les autorités communales bâtissent des écoles fort malsaines et très défectueuses sous bien des rapports. Il en est à peu près toujours ainsi quand, au lieu de se procurer une place convenable pour y construire à neuf, on achète une maison déjà construite. Cette maison, vendue par quelque propriétaire assez dévoué pour faire payer fort cher son sacrifice à la chose publique, n'a pas été faite primitivement pour servir de maison d'école; par conséquent l'usage auquel on la destine exige des changements plus ou moins considérables: ces changements amènent des dégradations; ces dégradations occasionnent de nouvelles dépenses; et, quand on a radoublé l'édifice dans tous les sens, quand on a chargé le budget de la commune d'une masse de crédits supplémentaires, dont la totalité aurait suffi pour la construction d'une belle école, le village se trouve doté de quelques chambres replâtrées, irrégulières, presque toujours trop étroites, trop basses, mal aérées et mal éclairées.

Ces acquisitions, nous le savons, ne peuvent pas se faire sans avoir été validées par l'autorité; mais celle-ci ne voit que du papier, et, en pareil cas, l'erreur est facile. D'ailleurs les communes, et même l'architecte, croient pouvoir tirer bon parti de la maison, l'autorité approuve; puis, lorsqu'on est à l'œuvre, on trouve des difficultés qu'on n'avait pas prévues, ou qu'on n'avait pas voulu prévoir, et l'école est manquée.

Lorsqu'on construit à neuf de toutes pièces, on arrive assez fréquemment à des résultats qui ne sont guère plus satisfaisants : les communes, les architectes et les administrations n'ont pas de guide, pas de règle fixe, et, tout en cherchant à faire pour le mieux, on se conforme rarement aux prescriptions de l'hygiène; pourquoi? parce que l'hygiène n'a encore rien dit, rien prescrit, rien ordonné. Les réglements sur l'instruction primaire ont pourvu à beaucoup de choses : ils ont déterminé le nombre et la durée des classes, ils ont désigné les matières de l'enseignement, etc., etc. ; mais ils ont oublié les matières de l'éducation physique ; ils ne disent pas : Chaque école aura tant d'air, tant de lumière; les sources de la santé, les éléments de la vie y seront répartis et entretenus dans telle et telle proportion. Cependant je crois que ces conditions essentielles pourraient être inscrites dans la loi; je pense qu'il serait possible d'établir certaines règles générales applicables à toutes les écoles à construire, règles qui seraient un frein pour les communes, un guide pour les architectes, et qui rendraient plus facile la tâche des autorités chargées de la révision des plans de construction. J'exposerai plus loin, sous forme de résumé, les règles que je crois pouvoir être généralisées et appliquées à tous les cas.

Je dois convenir que des maisons d'école construites d'après les idées que je vais émettre, nécessiteraient des sacrifices pécuniaires un peu plus considérables ; mais ne sait-on pas qu'une dépense faite à propos, est souvent beaucoup plus productive qu'une économie mal placée? Croit-on qu'un maire qui ruinerait sa commune pour la doter de tous les éléments propres à y faire prospérer l'éducation primaire, ferait un bien grand mal à ses administrés? En tout cas on en trouvera peu, dans nos villages, qui portent le zèle pour le bien public à un pareil excès. L'économie sera malheureusement une considération, ou plutôt un prétexte que bien des gens feront valoir pour s'opposer aux réformes les plus urgentes. Pourra-t-on jamais légitimer la plus légère augmentation de dépense, quelle qu'en soit la nécessité, aux yeux de ces conseils municipaux qui, depuis plusieurs années, refusent de voter une somme de deux francs pour la confection d'un tableau noir dont leur école est dépourvue? Ceux qui regardent les lieux d'aisances comme un luxe inutile, et qui, pour cette raison ou pour d'autres, ne veulent ni les réparer lorsqu'ils sont en ruines, ni même en établir là où il n'y en a plus ; ceux qui laissent le fumier et les ordures encombrer les abords de leurs salles de classe ; ceux qui trouvent trop cher le traitement d'un instituteur à deux cents francs, etc., etc., voudront-ils jamais comprendre l'utilité, la nécessité des dépenses qu'ils seraient obligés de faire pour mettre leurs écoles dans de bonnes conditions de salubrité? Bien certainement non : il faudra, pour les décider, d'autres raisons que celles qu'on pourrait tirer des plus solides principes de l'hygiène, il faudra l'autorité, la force, la nécessité de la loi.

ARTICLE II.

DES PRÉCAUTIONS A PRENDRE DANS LA CONSTRUCTION DES MAISONS D'ÉCOLE.

---

§ I. — *De l'Emplacement convenable pour une Maison d'école.*

Établies dans l'intérêt de tous, les salles d'école doivent être à la portée du plus grand nombre : il faut par conséquent qu'elles occupent, autant que possible, le centre de la localité; mais, en pareil cas, il y a bien des gens qui sont tentés de croire que le centre de la commune doit être dans le voisinage de la maison qu'ils habitent, et les autorités locales ne se mettent pas toujours à l'abri d'une pareille tentation : l'amour paternel modifie quelquefois assez leurs idées géométriques, pour les porter à placer le centre sur la circonférence, solution qui est loin de plaire et de convenir aux pères de famille établis sur le point opposé du cercle communal.

Je sais qu'on n'est pas toujours libre de choisir, dans un village, la position qui conviendrait le mieux sous tous les rapports : une infinité de circonstances peuvent s'y opposer; mais en cela, comme en tout ce qui concerne l'administration d'une commune, bien des obstacles, bien des impossibilités disparaîtraient, si l'intérêt personnel, si l'intérêt de famille, si les jalousies, si les animosités particulières ne se cachaient pas dans les rouages de la machine municipale.

Dans le choix de l'emplacement pour une maison d'école, il faut aussi tenir compte des lieux environnants : il faut s'éloigner des marais, et mieux encore les combler, si la chose est possible. Je ferai observer cependant que le voisinage de l'eau n'est pas toujours une cause d'insalubrité : il n'y a rien de malsain dans une rivière qui a un lit propre et des eaux limpides ou seulement un peu terreuses. Mais la plupart des petits ruisseaux qui traversent un bon nombre de villages, étant rarement curés et entretenus convenablement, forment des cloaques bourbeux souvent infects, et par conséquent très nuisibles à la santé de ceux qui habitent dans le voisinage. Il faut donc chercher à en éloigner les maisons d'école, ou du moins, si des raisons majeures s'opposent à ce qu'on puisse choisir un autre emplacement, on doit tracer à ces ruisseaux un lit plus propre et en régler la pente, de manière à éviter la stagnation des liquides qu'ils doivent charrier.

On conçoit que la proximité de certains établissements, tels qu'une tannerie, mettrait une salle de classe dans de mauvaises conditions de salubrité. Quand même les émanations qui en résulteraient ne seraient qu'incommodes, ce serait une raison suffisante pour qu'on cherchât à en préserver les écoles, qui déjà trouvent dans leur propre atmosphère assez d'éléments désagréables.

Y a-t-il quelque danger à placer les écoles près des cimetières? Il n'y en aurait certainement aucun, si ces lieux étaient d'une étendue passable, si on y donnait toujours aux fosses la profondeur voulue par les réglements, et si, dans la disposition de ces dernières, on suivait une marche assez régulière pour n'être pas exposé à remuer les mêmes terres à de courts intervalles. Mais, dans certains cimetières établis sur des roches, et pourvus d'une faible couche de terre, les fosses n'ont quelquefois que les deux tiers, ou même la moitié de la profondeur exigée. Dans d'autres, qui d'ailleurs offrent souvent fort peu d'étendue, on creuse tantôt sur un point, tantôt sur un autre, en sorte qu'on s'expose à revenir à la même place au bout de peu de temps, et à ramener sur le sol des terres encore imprégnées de matières cadavériques dont la destruction n'est pas complète. Or la présence d'un lieu commun de sépulture tenu avec si peu de soin, près d'une maison d'école, pourrait bien n'être pas d'une innocuité entière pour les écoliers. A la vérité, je n'ai pu recueillir dans ce pays aucune preuve de l'influence pernicieuse de pareils cimetières sur la santé publique; mais il n'est pas moins certain que les produits de la putréfaction des matières animales sont nuisibles à l'homme : il est donc prudent de chercher à en préserver la jeunesse.

§ II. — *De l'Aire d'une Salle d'école.*

Dans tous les terrains, dans toutes les positions possibles, il faudrait que l'aire (plancher inférieur) des maisons d'école fût élevée au moins d'un bon demi-mètre au-dessus du sol. Cette condition devrait être surtout de rigueur dans les lieux bas et dans les localités qui sont en plaine; cependant la plupart des édifices dont nous parlons sont loin d'être ainsi disposés : certaines salles d'école, même parmi celles qui sont de date récente, semblent avoir été construites pour servir de caves : nous pourrions en citer qui sont dominées de près d'un mètre par les terrains extérieurs; aussi elles sont tellement humides que le plâtre, toujours imprégné d'eau, ne peut pas tenir à la partie inférieure des murs. A qui faut-il en attribuer la faute? à personne, sans doute; car personne ne voudrait en prendre la responsabilité : on agirait ici comme ces écoliers qui se jettent mutuellement la pierre pour se justifier d'une sottise à laquelle ils ont tous concouru : les autorités locales se déchargeraient avec quelque raison sur les entrepreneurs; ceux-ci en feraient autant à l'égard des architectes; tandis que ces derniers n'auraient peut-être pas tort d'accuser les autres. Quoiqu'il en soit, il faut convenir que de telles constructions sont excessivement vicieuses, qu'une salle d'école ainsi faite est très nuisible à la santé des enfants, et que, de plus, elle blesse les intérêts pécuniaires de la commune; car elle nécessite souvent des réparations, soit dans le crépissage qui tombe, soit dans les planchers qui pourrissent en peu de temps. Dans la plupart des communes où se remarque cette mauvaise disposition des lieux, on pourrait encore remédier au mal en faisant enlever les terres qui sont trop élevées : la dépense serait insignifiante et produirait un grand bien. Mais on ne fait rien, sous prétexte d'économie; car ce mot est l'argument qu'on oppose à toute amélioration; et, pour prouver qu'on est soigneux des intérêts de la commune, on fait perdre aux habitants ce qu'ils ont de plus cher, la santé de leurs enfants; on leur fait perdre ce qui, aux yeux de quelques-uns, est d'un plus grand prix encore, l'argent qu'ils dépensent (quand ils en dépensent) pour le traitement des maladies contractées dans ces écoles insalubres.

On a déjà vu que l'état sanitaire d'un logement situé au rez-de-chaussée dépend beaucoup de la manière dont l'aire en est composée : en carrelage ou en pavé, elle est trop froide; en terre, elle donne ou beaucoup d'humidité, ou beaucoup de poussière, et il en résulte toujours de la malpropreté. Un plancher convient donc mieux : aussi on le préfère généralement; mais, comme on l'établit ordinairement sans précautions préalables, comme on ne met rien ou presque rien sur le sol pour en intercepter les émanations, ce plancher glace les pieds des élèves et n'oppose qu'un bien faible obstacle au passage de l'humidité.

M. l'architecte Bouillon, dans un ouvrage qui traite de la construction des maisons d'école, donne, sur la manière d'établir l'aire d'une salle de classe, des conseils qu'il serait facile et bien avantageux de suivre. « Pour établir, dit-il, l'aire de la classe, « on attendra que les murs soient élevés d'un mètre « hors de terre. Après avoir bien battu le sol pour « le consolider, on formera un blocage en petites « meulières, gravois ou recoupe qu'on massivera « bien avec du mortier, et que l'on couvrira d'un « enduit de chaux, de sable et de charbon pilé.....

« L'aire que l'on doit préférer est celle de frises ou « de planches étroites, en sapin ou en chêne, as- « semblées à rainures et languettes, et clouées sur « de petites solives ou lambourdes placées perpendi- « culairement à leur direction. Ces lambourdes, « bien dressées par-dessous, poseront sur un lit de « fougère, qui les isolera de la chaux. Elles seront « reliées de distance en distance par de petites chaînes « en blocage, et auront leurs intervalles remplis par « du mâche-fer ou résidu de la combustion du char- « bon de terre. La propriété qu'a le charbon d'être « mauvais conducteur de la chaleur, rend ce plan- « cher très sain par sa sécheresse habituelle. »

§ III. — *Capacité à donner aux Salles d'école.*

Nous avons déjà exposé les inconvénients graves qui peuvent résulter du manque d'espace dans une chambre contenant beaucoup de monde. On a vu qu'un logement trop étroit, concentrant dans un petit volume d'air toutes les émanations nuisibles, tous les éléments d'insalubrité, ne peut que produire des résultats désastreux sur la constitution des enfants. Ajoutons encore que, dans de telles circonstances, et avec les procédés vulgaires d'assainissement, il serait souvent difficile de prévenir la corruption de l'air, sans tomber dans un autre danger; car une ventilation largement suffisante et à air frais, serait au moins fort mauvaise en hiver : elle maintiendrait dans les salles une température trop basse, et exposerait les élèves à toutes les maladies qui peuvent résulter de l'impression prolongée du froid.

Il est donc essentiel de donner aux salles d'école une grande capacité : c'est malheureusement ce qu'on n'a pas fait jusqu'à présent; car la plupart de celles qui existent sont grandement en défaut sous ce rapport : il y en a qui ont à peine un mètre cube d'air pour chaque élève; il y en a un très petit nombre qui aillent jusqu'à trois mètres, et il n'y en a presque point qui soient pourvues d'appareils propres à effectuer une ventilation passable. Entrons donc dans quelques détails sur les dimensions qu'il serait convenable de donner à ces établissements : la chose est assez importante pour mériter notre attention, et pour réclamer toute la sollicitude de l'autorité.

C'est en ceci surtout qu'une règle, qu'une barrière infranchissable devrait être imposée aux communes. Il me semble qu'en se basant sur la population des localités, on pourrait facilement formuler un minimum de capacité applicable à tous les cas. Les enfants qui sont en âge de fréquenter les classes (les deux sexes compris) forment à peu près le cinquième de la population totale, par conséquent les élèves de chaque sexe en forment le dixième : ainsi, pour une commune de mille habitants, il faudrait compter sur cent élèves de chaque sexe : or nous admettons comme démontré qu'une salle de classe, pour être dans des conditions passables de salubrité, doit contenir au moins trois mètres et demi cubes d'air pour chaque élève; il faudrait donc que, dans une localité de mille ames, l'école d'un seul sexe eût une capacité qui ne fût pas moindre de trois cent cinquante mètres cubes; ou autrement que chaque salle de classe d'un seul sexe eût une capacité telle, qu'en divisant cette capacité par le nombre total des habitants, on obtînt au moins un quotient de 350 décimètres cubes.

Mais il est bon de faire observer que la population de la grande majorité des communes va en augmentant, et que par conséquent une classe qui, à l'époque de sa construction, offrirait les dimensions voulues, se trouverait probablement trop étroite au bout d'un certain nombre d'années. D'après cette considération, dont il est prudent de tenir compte, il faut supposer que les élèves d'un seul sexe, au lieu de former le dixième de la population, en constituent le neuvième, et donner par conséquent à une école en construction autant de fois 389 décimètres cubes de capacité, qu'il y a d'habitants dans la commune.

Ajoutons que, si l'on devait construire une salle destinée à loger plus de 150 enfants, trois mètres et demi cubes pour chacun n'offriraient pas une garantie suffisante, à moins qu'un tel local ne fût pourvu d'un système de ventilation moins imparfait que ceux qui sont généralement connus. Mais, en pareil cas, il serait beaucoup plus convenable de faire deux salles indépendantes l'une de l'autre, et séparées seulement par une bonne cloison, dans laquelle seraient des fenêtres ou une porte vitrée qu'on ouvrirait le moins possible pendant les heures de classe.

Il est bien rare que cent cinquante enfants soient sous la direction d'un seul instituteur : en pareil cas, il y a ordinairement un sous-maître; alors les divisions inférieures peuvent être détachées et logées séparément. Dans une salle partagée comme je l'entends, elles seraient toujours sous l'œil du chef; il y aurait moins de confusion, moins de bruit; la discipline serait plus facile à maintenir; et, chose également essentielle, la ventilation, agissant sur une masse d'air moins considérable, maintiendrait plus facilement cet air en bon état.

Nos salles de classe sont exiguës dans toutes leurs dimensions; cependant quelques-unes offrent encore une superficie passable; mais le plafond n'est presque jamais assez élevé : il y en a qui contiennent plus de cent enfants, et qui n'ont pas deux mètres et demi d'élévation. Pour cent élèves et au-dessus, il faudrait une hauteur de quatre à cinq mètres : trois mètres trente centimètres devraient être le minimum de hauteur pour les plus petites écoles.

§ IV. — *Des Fenêtres et des Portes.*

Il y a bien peu de salles d'école qui soient assez éclairées, et dans lesquelles les fenêtres soient distribuées d'une manière convenable : en général, ces fenêtres sont trop étroites, trop basses, trop rares, et souvent encore elles n'occupent qu'un côté de la chambre; il s'en suit qu'une partie des élèves manquent de lumière, et qu'ils ne peuvent ni lire ni écrire correctement : de plus cette demi-obscurité, indépendamment des mauvais effets qui en résultent pour la santé en général, fatigue considérablement la vue des jeunes gens; elle exalte la sensibilité des yeux, et peut amener dans ces organes des maladies ou des infirmités plus ou moins sérieuses.

Pour soixante élèves, il ne faudrait pas moins de quatre grandes fenêtres; il en faudrait au moins six pour plus de cent écoliers. Elles devraient occuper deux des côtés de la salle, et toujours les côtés parallèles ou opposés. Si la chambre est plus longue que large, il convient de donner le jour par les faces les plus longues; mais des salles trop allongées seraient vicieuses. La lumière qui nous arrive par une direction horizontale fatigue la vue; elle éclaire mal les corps que nous examinons sur une table, et même, ces corps restent nécessairement dans l'ombre lorsque d'autres personnes sont assises autour de nous :

si, au contraire, le jour vient par des ouvertures élevées, les rayons lumineux, tout en respectant les organes de la vision, tombent presque perpendiculairement sur les tables, et éclairent parfaitement les objets qui s'y trouvent étalés.

Dans les écoles où les fenêtres descendent trop bas, les élèves peuvent voir depuis leurs bancs ce qui se passe au dehors, et la curiosité, beaucoup plus impérieuse dans le jeune âge que l'amour de l'étude, amène chez ces jeunes gens des distractions qui leur font perdre bien du temps. Il est donc assez important que les fenêtres commencent, au plus bas, à 1 mètre 70 centimètres au-dessus du plancher inférieur de la salle, et qu'elles s'élèvent jusque près du plafond. Étant ainsi élevées, larges, nombreuses, et espacées sur deux côtés opposés, elles répartiraient une lumière abondante dans tous les points de la classe : alors les élèves ne se tireraient pas les yeux, comme ils le font souvent dans ces écoles qui semblent avoir été bâties pour des albinos ; l'éducation intellectuelle, mieux secondée par la vue, marcherait plus vite, et la constitution des enfants, au lieu de s'altérer, prendrait un développement plus rapide et plus complet.

Mais, avec le mode d'architecture généralement adopté pour les maisons communes, on ne parviendra jamais à avoir des salles convenablement éclairées. Ces édifices sont trop souvent adossés à des bâtiments voisins, trop souvent aussi (presque toujours) ils ont la forme d'un pavillon compacte, à peu près carré; en sorte que les chambres qu'ils renferment, au lieu d'être bout-à-bout, sont agglomérées, flanquées les unes contre les autres, et se masquent réciproquement; alors il n'y a aucune salle qui puisse recevoir le jour de deux côtés opposés.

Il en serait autrement si l'on s'écartait assez, au moins de six mètres, de tout bâtiment voisin, si surtout on donnait aux constructions beaucoup plus de longueur que de largeur. Or on pourrait remplir assez facilement cette dernière condition, sans nuire à la régularité, à l'élégance des formes extérieures.

Supposons qu'on veuille établir, dans une grosse commune, un édifice destiné aux besoins de la mairie et de l'instruction primaire des deux sexes : ne pourrait-on pas élever trois corps de bâtiment unis à angle droit, de manière à former à peu près un fer à cheval? Le pavillon du milieu serait affecté au service municipal (remises pour les pompes, salles de mairie, etc., etc.); le logement du maître serait dans un des angles, et celui de la maîtresse dans l'autre, ou bien on donnerait à ces derniers les chambres situées au-dessus des salles de classe; enfin celles-ci occuperaient tout le rez-de-chaussée des deux ailes; alors on ne serait pas embarrassé pour y distribuer la lumière : on aurait, au besoin, trois côtés propres à recevoir des fenêtres. De cette manière on éviterait aussi très facilement toute relation entre les élèves des deux sexes : il suffirait de ne pas placer les portes des écoles du côté de la cour située entre les deux pavillons latéraux.

Il faut, autant que possible, éviter de placer les fenêtres d'une salle d'école du côté du midi ; car, dans le milieu du jour, les élèves seraient incommodés par les rayons du soleil ; si pourtant on ne pouvait pas adopter une autre distribution, il vaudrait mieux s'exposer à avoir trop de lumière, que de laisser la salle dépourvue d'une quantité suffisante de fenêtres. Du reste on éviterait les rayons solaires en mettant, pour l'été, des rideaux en toile grossière aux ouvertures situées du côté du sud. Mais toutes les fois qu'on peut choisir, il est beaucoup plus convenable de prendre jour au levant et au couchant.

Les salles d'école ne devraient jamais s'ouvrir directement et immédiatement à l'extérieur : il faudrait toujours qu'un large corridor ou un préau couvert et clos servît d'intermédiaire. Par ce moyen, les écoliers qui arrivent avant que la classe soit ouverte, trouvent un abri dans le préau d'attente, et ne sont pas exposés à la pluie, à la neige et à tous les accidents qui peuvent résulter de leur séjour au milieu de la rue. Les enfants éprouvent souvent le besoin de sortir, et, lorsqu'ils sont en grand nombre, la porte est ouverte à chaque instant; or, si celle-ci donne directement à l'extérieur, elle introduit beaucoup trop de froid dans l'école, et incommode considérablement les élèves qui se trouvent à la portée des courants d'air auxquels elle livre passage.

On verra, lorsque nous parlerons de la disposition des tables, que la place la plus convenable pour la porte qui doit donner dans la classe, serait soit près d'un coin à côté de la tribune du maître, soit en face de celle-ci, au milieu de l'autre extrémité de la salle.

§ V. — *Appareils pour l'aération.*

En ne réclamant qu'un minimum de trois mètres et demi cubes d'air pour chaque élève, nous ajoutons cette condition essentielle, qu'il y aura dans la salle des moyens de ventilation capables d'en renouveler fréquemment l'atmosphère; sans cela, trois mètres cubes ne suffiraient même pas pour le quart de la durée d'une classe. En effet nos articles précédents prouvent, et les hommes de science (M. Péclet, etc.) disent positivement qu'une chambre, pour offrir de bonnes conditions de salubrité, doit fournir huit mètres cubes d'air par heure à chaque individu. Par conséquent, dans une salle d'école qui devrait être privée de ventilation pendant trois heures, il faudrait que chaque enfant eût en provision une masse atmosphérique de plus de vingt mètres cubes.

Il faut donc que toute salle d'école soit organisée de manière à expulser l'air qui a fonctionné, et à le remplacer en même temps par une égale quantité d'air nouveau ; ou autrement, il faut qu'elle offre des courants d'entrée pour l'air pur, et des courants de sortie pour celui qui est déjà chargé de gaz et d'émanations nuisibles.

Nous avons déjà dit que, pendant la saison froide, l'air d'une chambre habitée étant plus chaud, et par conséquent plus léger que l'atmosphère extérieure, tend à s'élever et à s'échapper par le haut; tandis que celui qui vient de la rue, plus froid et plus pesant, va occuper la partie la plus basse de la chambre, après s'être introduit par des ouvertures inférieures, et, à défaut de celles-ci, par des trous plus élevés. Ajoutons que, si une salle communiquait avec l'extérieur par une seule ouverture, cette ouverture deviendrait le siège d'un double courant : elle laisserait sortir l'air chaud par sa partie supérieure, tandis que l'air froid s'introduirait par la moitié inférieure. Si même il y avait plusieurs trous placés à distance, ils fonctionneraient encore chacun de la même manière, pourvu qu'ils fussent tous élevés au même niveau. Mais il ne faut pas oublier que l'intensité des courants auxquels ces trous donneront lieu, sera en raison de la différence de température, c'est-à-dire de pesanteur des atmosphères qui doivent se remplacer; que, si la température est égale des deux côtés, il y aura égalité de poids, par conséquent équilibre, et que l'air ne se renouvellera pas. Ainsi, pour établir un bon système d'aération, il faut mettre à profit les modifications que la chaleur peut imprimer au fluide atmosphérique, et, au besoin, les favoriser ou même les provoquer par des appareils convenables.

Le moyen de ventilation le plus simple, le plus facile et le moins coûteux, consiste à pratiquer à la partie moyenne ou supérieure de chaque fenêtre, dans la place d'une vitre, une ouverture de 15 à 25 centimètres de diamètre; ouverture dans laquelle il est bon d'espacer, pour empêcher l'entrée de la pluie, des lames de tôle ou de fer-blanc inclinées en abat-jour, comme les traverses d'une persienne. Il faut de plus y adapter une porte à coulisse, un registre propre à resserrer au besoin le passage de l'air.

Le diamètre et le nombre de ces ouvertures doivent être gradués selon la quantité des élèves et la petitesse relative de la salle; mais il vaut mieux en diminuer l'étendue et en augmenter le nombre. Lorsqu'elles sont ouvertes en entier, il faut qu'elles représentent dans leur ensemble une ouverture totale qui, divisée par le nombre des écoliers, donne au moins pour quotient un trou partiel de 45 millimètres de diamètre; autrement, il faut qu'en somme elles fournissent à chaque élève un double courant de 45 millimètres de diamètre.

Il est assez utile que ces voies d'aération soient placées au-dessus du niveau des élèves : lorsqu'elles sont à une hauteur suffisante, l'air froid qui s'y est introduit a plus de chemin à parcourir pour descendre au fond de la salle, et, pendant ce trajet, il prend du calorique aux couches d'air chaud qu'il est obligé de traverser ; en sorte qu'il ne se met en contact avec le corps des enfants, qu'après avoir perdu les propriétés réfrigérantes qui auraient pu le rendre incommode et nuisible.

Ce système de ventilation serait, avons-nous dit, le plus simple et le plus facile à établir ; mais il est loin d'être le meilleur ; nous devons même reconnaître que c'est le plus défectueux : en été il fonctionne mal, et si, en hiver, il donne une suffisante quantité d'air pur, ce n'est qu'en abaissant beaucoup trop la température de la chambre. Cependant, comme il vaut mieux que rien, je pense qu'on devrait au moins le rendre obligatoire pour une quantité d'écoles qui n'en ont pas, et qui n'en auront jamais si l'on n'exige pas au moins celui-là.

Pour les salles de classe appartenant à de grosses communes, et principalement pour celles qui, dans la suite, seront construites à neuf, il est à désirer qu'on adopte un mode d'aération moins imparfait. Le meilleur, et peut-être le moins dispendieux, serait celui qui a été proposé et déjà mis en pratique par M. Péclet, inspecteur général des études; il remplit deux indications également précieuses : il assainit parfaitement les salles en toute saison; de plus il donne pendant l'hiver une chaleur suffisante et égale partout. Nous allons en donner une idée.

L'air extérieur entre par un seul canal qui vient s'ouvrir sous le fourneau. Celui-ci, monté sur trois ou quatre pieds; et dépourvu de cette plaque antérieure qu'on appelle *avance*, est renfermé dans une enveloppe de tôle ou de fonte, qui est assez grande pour laisser entre les deux un espace de quelques centimètres, et qui, à sa partie supérieure, est criblée de plusieurs trous toujours ouverts, tandis qu'en bas elle est munie d'une large porte correspondant à celle du fourneau et habituellement fermée. L'air, en arrivant sous le poêle, se trouve enfermé dans l'enveloppe dont nous venons de parler, et il ne peut en sortir, pour pénétrer dans la salle, qu'en traversant les trous que cette enveloppe présente à sa partie supérieure; mais, pour arriver là, il faut qu'il contourne de bas en haut toute l'étendue des parois du fourneau; et, dans ce trajet, il s'échauffe beaucoup, tout en restant pur. Rendu plus léger par sa haute température, il s'élève contre le plafond et s'y répand en nappe : cette première couche se refroidissant un peu par le contact des corps environnants, est remplacée et refoulée en bas par une seconde, qui n'a encore rien perdu de sa chaleur; cette seconde est abaissée par une troisième, et ainsi de suite; en sorte que bientôt les couches les plus basses arrivent à la partie inférieure de la salle.

Mais, pour que ce mouvement puisse avoir lieu, pour qu'il se continue sans interruption, pour qu'il donne tous les résultats qu'on doit en attendre, il faut faire sortir de la salle une quantité d'air égale à celle qui tend à s'y introduire; il faut de plus que l'air qui s'en va, soit précisément celui qui ne convient plus; or voici comment on remplit ces conditions :

Le tuyau du poêle se rend à une cheminée qui ne doit servir que pour la salle d'école; et c'est par cette cheminée, appelée *cheminée d'appel*, que l'air détérioré s'échappe. Celle-ci ne communique avec l'appartement que par quelques trous situés à douze ou quinze décimètres du sol, et munis de portes à coulisse propres à rétrécir ou à élargir les courants, selon les besoins de la salle. Le tuyau du poêle, arrivant dans cette même cheminée à une certaine hauteur, y verse la fumée et les produits gazeux de la combustion; par là, l'air s'y échauffe, il tend à s'élever, et, faisant alors l'office d'un piston, il aspire plus ou moins fortement l'atmosphère de l'école. D'un autre côté, comme les ouvertures placées au bas de la cheminée se trouvent à peu près à la hauteur de la tête des élèves, elles agissent principalement sur la couche d'air la plus corrompue, puisque c'est celle qui reçoit les produits de la respiration.

Ce mode de chauffage exige à la vérité quelques dépenses d'établissement ; mais ces dépenses, peu considérables d'ailleurs, sont compensées à la longue par l'économie du combustible ; car il est prouvé qu'un calorifère organisé d'après le système de M. Péclet, consomme bien moins que les fourneaux ordinaires, tout en donnant une chaleur plus grande et beaucoup mieux répartie.

Dans les saisons où le feu est inutile, et où cependant il n'est pas convenable d'ouvrir les fenêtres, la cheminée d'appel donne également lieu à une bonne ventilation, pourvu qu'on ait soin d'y placer un réchaud rempli de houille, de coke ou de charbon de bois. La combustion de ces substances raréfie assez l'atmosphère de la cheminée, pour produire un courant ascensionnel capable de soutirer continuellement beaucoup d'air à la salle.

Je ne m'étendrai pas davantage sur ce système d'aération et de chauffage : pour l'approfondir dans ses détails, et pour voir les modifications dont il est susceptible, il faut consulter le petit ouvrage que M. Péclet a publié sur cette matière, ouvrage qui a été envoyé par le Gouvernement dans toutes les préfectures, et à tous les inspecteurs des écoles.

§ VI. — *Blanchissage des Murs.*

La physique nous apprend que la couleur noire absorbe et fait disparaître la lumière, tandis que les corps blancs la réfléchissent, la renvoient sans en rien conserver. D'après cela, une chambre dont les parois sont bien blanchies, doit être et est en effet, toutes choses égales d'ailleurs, beaucoup mieux éclairée que celle qui se trouve partout recouverte d'une couleur sombre. Ainsi, pour conserver, pour augmenter le jour dans les salles d'école, il faut en blanchir souvent le plafond et les murs : or on le fait beaucoup trop rarement dans les campagnes, on ne le fait jamais dans un certain nombre de villages ; il est même à remarquer que les écoles qui ont trop peu de fenêtres, et qui par conséquent reçoivent le moins de jour, sont précisément celles dans lesquelles on fait le moins souvent cette réparation ; en sorte que le peu de lumière qu'elles reçoivent, va se perdre en bonne partie dans la couche de fumée qui les tapisse, et ne profite pas aux élèves.

Le calorique suit aussi, pour le mouvement, les mêmes lois que la lumière : comme cette dernière, il est réfléchi par les corps blancs, tandis que les couleurs foncées le retiennent. Si donc les murs d'une salle d'école sont d'une teinte sombre, la chaleur qui, de l'intérieur de cette salle, rayonne contre leur surface, se dissipe dans leur épaisseur, et se trouve perdue pour l'atmosphère de la classe; tandis que, s'ils étaient peints en blanc, les rayons de calorique qu'ils pourraient recevoir du poêle ou de toute autre source, seraient réfléchis et renvoyés sur les écoliers*.

On voit par là que les couleurs appliquées contre les parois d'une chambre ne servent pas seulement à l'embellir, et qu'il n'est pas indifférent, pour la santé de ceux qui doivent y séjourner, de la badigeonner de blanc ou de noir, ou d'en laisser la teinte primitive disparaître à la longue sous les empiétements de la crasse et de la fumée.

Il est bon aussi de faire observer que les émanations animales, charriées par l'eau qui résulte de l'exhalation cutanée et pulmonaire des enfants confinés dans une école, vont s'attacher aux murs de la salle, et finissent par s'y accumuler en quantité suffisante pour donner une odeur désagréable, et pour devenir une cause puissante d'insalubrité. Donc encore, pour cette dernière raison, il est nécessaire de blanchir souvent les parois des salles de classe.

* On sait généralement que des habits faits de même étoffe, mais de couleur différente, sont plus ou moins chauds, selon qu'ils sont noirs ou blancs ; la couleur noire, absorbant le calorique, le communique à l'étoffe et rend par conséquent cette étoffe beaucoup plus chaude : ainsi une chambre blanche s'échauffe plus facilement, et donne plus de chaleur à ceux qui l'habitent ; tandis que, par suite de la même loi physique, un habit blanc produit sur celui qui le porte un effet tout contraire.

Pour ce blanchissage, on emploie assez généralement le blanc d'Espagne largement délayé dans une décoction très claire de colle forte. Sans être bien défectueuse, cette peinture est, je crois, loin de valoir celle qui a été conseillée par l'architecte que j'ai déjà cité, M. Bouillon : « Cadet de Vaux, dit-il, « avait remarqué que, dans les réunions nom« breuses, les murs se pénètrent des exhalaisons « infectes qui en transpirent par les variations de « l'atmosphère, et que la chaux avait la propriété « d'absorber ces miasmes. Il proposa en conséquence « une peinture au lait, dont la base était la chaux, « et qui, outre l'avantage hygiénique qu'elle pré« sente, forme un enduit en quelque sorte vernissé « qui détruit la porosité des matières employées à la « construction, et ralentit la nitrification de la pierre. « Cette peinture pouvant être employée avec succès « au blanchiment des murs de la classe, et étant « peu connue, nous allons en donner la recette.

« Pour peindre vingt-quatre mètres carrés en pre« mière couche, il faut deux pintes (deux bons li« tres) de lait écrêmé, six onces de chaux récem« ment éteinte, quatre onces d'huile de noix, ou de « lin, ou d'œillette, et trois livres de blanc d'Es« pagne. On met la chaux dans un vase de grès ; « on verse dessus une portion de lait suffisante pour « en faire une bouillie claire ; on ajoute peu à peu « l'huile en remuant avec une spatule de bois ; on

« verse le surplus du lait, et enfin on délaie le blanc « d'Espagne. » M. BOUILLON ajoute qu'il est nécessaire d'y mettre un peu d'ocre, pour affaiblir l'effet fatigant d'un blanc trop brillant; mais je ferai observer que ce précepte serait seulement bon pour les écoles qui sont bien éclairées; car dans celles qui, faute de fenêtres, reçoivent à peine assez de lumière pour qu'on puisse y lire facilement à midi, la peinture, quelque blanche qu'elle soit, n'éblouira jamais les yeux.

§ VII. — *Des Lieux d'aisances.*

Les latrines sont pour les écoles une chose tellement importante, tellement nécessaire, que l'on ne conçoit pas qu'il y ait des communes assez dépourvues de bon sens, ou de bonne volonté pour refuser d'en établir. A la vérité ces communes sont en petit nombre; mais, dans bien d'autres, les lieux d'aisances sont si mal organisés ou si délabrés, que la santé et la décence s'y trouvent gravement compromises.

Dans les villages, les latrines ne tiennent presque jamais au bâtiment de l'école : ce n'est sans doute pas un grand mal; mais souvent on les éloigne beaucoup trop, en sorte que, pour s'y rendre, les enfants perdent du temps, et se trouvent trop exposés aux intempéries des saisons froides. On oublie trop souvent aussi que ces lieux devraient toujours être établis de manière à ce que l'entrée en fût tournée du côté de l'école, et que le maître pût voir depuis sa place ce qui se passe dans leur voisinage.

Pour une école un peu nombreuse, il faut nécessairement plusieurs cabinets d'aisances ; s'il n'y en a qu'un, ou le maître sera obligé d'y laisser entrer deux élèves à la fois (chose qu'il faut éviter à tout prix), ou bien chacun attendra son tour ; mais, dans ce dernier cas, un certain nombre d'enfants, poussés par des besoins pressants, attendront trop, et il pourra en résulter des inconvénients graves, soit pour leur santé, soit pour la propreté de leur habillement. Il faudrait au moins un cabinet par nombre de quarante élèves.

Les latrines munies de sièges en bois ne valent absolument rien pour des enfants ; car ceux-ci ne peuvent pas ou ne savent pas s'y placer de manière à éviter la malpropreté. Une aire en bois ne vaut rien non plus ; malgré tous les soins possibles, elle s'imprègne d'urine et de matières fécales, et finit bientôt par exhaler beaucoup d'odeur. L'aire des cabinets devrait toujours être en pavés plats, bien unis et formant une surface légèrement inclinée du côté opposé à la porte. Au lieu de siège, il faudrait seulement établir, à fleur du sol, et même à l'endroit le plus bas, dans une dalle plus épaisse que les autres, un trou rond, large de 25 à 30 centimètres à sa partie supérieure, et rétréci en forme d'entonnoir du côté de la fosse. On pourrait également faire un trou plus large, et le couvrir d'un grillage en fer ou en fonte, pour éviter les accidents; mais une large ouverture grillée ne pourrait convenir que dans les latrines qui sont placées sur des cours d'eau, et qui par conséquent reçoivent fort peu d'odeur de la fosse.

Après tout cela, faisons bien observer qu'il ne sera jamais possible d'obtenir de la propreté dans les lieux d'aisances, s'ils ne sont pas parfaitement éclairés.

ARTICLE III.

DE L'AMEUBLEMENT DES SALLES D'ÉCOLE.

L'hygiène a aussi quelque chose à voir dans la confection et la distribution de l'ameublement : en effet la lumière sera plus ou moins bien répartie à chacun, selon la direction des tables et la position des élèves par rapport aux fenêtres. Ces tables étant trop serrées, trop étroites, trop élevées ou trop basses, pourraient fatiguer les enfants, et les forcer à prendre en écrivant, des positions vicieuses, positions qui, tout en s'opposant à la perfection du travail, nuiraient au développement régulier des organes du corps : enfin le fourneau, meuble indispensable dans la saison froide, fera beaucoup pour ou contre la santé des élèves, selon qu'il sera bien ou mal organisé, bien ou mal placé.

§ I. — *Des Bancs et des Tables.*

Il faut que la hauteur des tables et des bancs soit proportionnée à la taille, et par conséquent graduée selon l'âge des élèves qui doivent les occuper. Il est rare qu'on y place des enfants âgés de moins de sept ans ; pour ceux-ci des bancs suffisent. On peut donc prendre mesure, pour les plus faibles dimensions, sur des sujets de sept ans, et élever graduellement la hauteur jusqu'à la taille des jeunes gens de seize années ; mais il faudrait se régler sur dix et dix-huit ans pour les écoles primaires supérieures.

Pour déterminer d'une manière convenable la hauteur des tables, il faut d'abord fixer celle des bancs auxquels elles doivent être accolées. L'élévation de ceux-ci, calculée sur les deux extrêmes, peut être fixée à 33 centimètres pour les enfants de sept ans, et à 43 pour les plus âgés (seize ans). On pourrait, sans changer ces rapports, élever la totalité des bancs de 10 ou 15 centimètres de plus ; mais alors il faudrait fixer sous les tables, à 10 ou 15 centimètres au-dessus du sol, de larges barres propres à supporter les pieds des élèves. Ce surcroît de hauteur corrigé par les barres est même préférable, parce que les pieds des enfants, étant ainsi éloignés de l'aire de la salle, sont moins exposés au froid,

On peut donner seulement 16 centimètres de largeur aux siéges les plus bas; mais il en faut au moins 18 pour les plus élevés. Les bancs sont souvent trop éloignés des tables, et il en résulte que les élèves sont mal assis ou trop penchés en écrivant : l'aplomb du bord postérieur de chaque table ne doit pas tomber à plus de deux centimètres en avant du siége correspondant. Derrière chaque banc, entre celui-ci et la table suivante, il faut laisser un espace assez large pour qu'un élève puisse y passer sans déranger ceux qui sont assis : cet espace doit être au moins de 38 centimètres.

L'élévation des tables doit être calculée sur celle des bancs : la table la plus basse (pour enfants de sept ans) sera assez bien proportionnée si elle a en hauteur 24 centimètres de plus que son banc : les autres augmenteront graduellement jusqu'à la dernière (pour jeunes gens de seize ans), dont l'élévation au-dessus du siége devra être de 32 centimètres. Pour les tables inclinées en pupitre, il faut prendre mesure sur le côté le plus bas.

Si j'insiste sur ces détails, c'est que, comme je l'ai déjà dit, ils ne sont pas sans importance, même pour la santé des enfants. Sur des tables trop hautes, ceux-ci prennent des attitudes forcées et disgracieuses : ils écartent beaucoup trop les coudes, ou bien ils inclinent le corps à gauche, et élèvent considérablement l'épaule droite ; quand au contraire les tables sont trop basses, ils se courbent trop en avant et se fatiguent beaucoup la poitrine. Il peut même arriver qu'à la longue ces positions vicieuses apportent des modifications permanantes et ineffaçables dans la conformation du corps.

Les tables assez larges pour recevoir un double rang d'élèves, ne conviennent nullement : ce sont des occasions prochaines de dissipation ; les enfants résistent difficilement à la tentation de converser entre eux, lorsqu'ils sont ainsi placés en face les uns des autres ; d'ailleurs la surveillance du maître s'exerce mal, et il est difficile que tous les écoliers reçoivent également bien la lumière. A la vérité on se sert généralement maintenant de tables moins larges, et disposées de manière à n'être occupées que d'un seul côté ; mais, dans bien des communes, on est tombé dans un autre excès, en les faisant trop étroites ; il en résulte que les enfants ne peuvent se placer à leur aise, et qu'ils sont gênés dans leur travail : l'avant-bras droit n'a point d'appui, et l'écriture, faite presque à main levée, reste toujours incorrecte.

Pour être aussi commodes que possible, les tables devraient avoir 40 centimètres de largeur ; cependant celles qui ne doivent servir qu'à l'écriture sur ardoise pourraient être, sans inconvénient, plus étroites de cinq ou six centimètres. Dans un bon nombre d'écoles, elles sont en pupitre : cette disposition est bonne, mais il ne faut pas qu'elle soit exagérée : un angle de deux millimètres par centimètres de largeur est plus que suffisant.

Toutes les tables dirigées dans le même sens, et disposées en amphithéâtre, de manière à augmenter graduellement en hauteur, à partir de celle qui est la plus rapprochée de l'estrade du maître, doivent aboutir aux côtés dans lesquels se trouvent les fenêtres; en sorte que la lumière arrive devant chaque élève par la droite et par la gauche. Toute autre distribution serait moins convenable : lorsque, par exemple, les enfants tournent le dos aux fenêtres, ils sont obligés de travailler dans l'ombre; si au contraire ils ont le jour en face, la lumière ne sert qu'à les éblouir et à leur fatiguer inutilement les yeux.

Dans la disposition des tables, il y a une chose essentielle à ménager, et qu'on ménage pourtant fort rarement, c'est la place du poêle; lorsque l'on construit, lorsqu'on meuble une salle d'école, le feu est la chose à laquelle on pense le moins; en sorte que très souvent le fourneau ne doit sa place qu'à quelque encognure dont on n'a pu tirer d'autre parti : c'est dans le centre de la pièce, et non dans un coin, qu'il devrait toujours être placé : pour cela, et en même temps pour faciliter la circulation et la surveillance, on doit s'y prendre de la manière suivante :

Il faut couper la salle en deux parties égales, et selon son plus grand diamètre, par un espace libre, large d'un mètre 20 centimètres au moins dans les petites écoles, et de deux mètres dans les plus grandes. Les tables formeront ainsi deux groupes qui occuperont les côtés de la salle, et qui, dans leur intervalle, laisseront une place suffisante pour le poêle. On pourrait même, pour faire plus de large autour de ce dernier meuble, raccourcir un peu les bancs et les tables qui aboutiraient à son voisinage.

Il serait assez facile de disposer ainsi toutes les écoles qui auraient la capacité que je réclame; cependant il est bon de faire observer que cette capacité serait encore un peu faible, pour permettre la même distribution dans une salle bien plus longue que large, et destinée à l'enseignement mutuel; mais ici on pourrait faire la coupure en sens contraire, c'est-à-dire suivant le petit diamètre de la pièce.

§ II. *Du Poêle et de ses Accessoires.*

Pour obtenir dans une école une bonne répartition de chaleur, on doit, comme nous l'avons dit, établir le poêle au milieu de la salle; mais, si on voulait l'écarter un peu du centre, il faudrait le placer de préférence du côté où se trouve la porte d'entrée. Faisons observer que cette prescription concerne seulement les fourneaux simples et généralement usités; car les calorifères à air chaud, dans le genre de celui de M. Péclet, donnant peu de calorique par rayonnement, peuvent et même doivent être placés en face de la tribune du maître, près du côté opposé à celui qui renferme la cheminée d'appel. Il serait bon cependant de faire une exception à cette dernière règle pour une salle très grande; autrement le tuyau du calorifère aurait trop de longueur, et il ne chaufferait pas assez la cheminée pour provoquer un bon courant d'aération.

Dans une salle spacieuse et un peu allongée, un seul poêle ordinaire, quelque grand, quelque bien organisé qu'il soit, ne suffit pas pour maintenir partout une température convenable; car il ne peut pas chauffer les extrémités de la classe, sans répandre dans le centre une chaleur beaucoup trop grande. Mais la présence de deux fourneaux est un luxe qu'on verra bien rarement dans une école de village : il serait bien heureux déjà qu'on pût obtenir partout une place convenable pour en loger un, et que ce poêle unique fût assez bon, assez bien organisé pour faire d'une manière passable le service qu'on a droit d'en attendre, et qu'on attendrait en vain d'un certain nombre de ceux qui sont actuellement en usage. Dans plusieurs écoles, ce meuble, extrait des ferrailles d'un grenier, percé à jour de différents côtés, et muni d'un tiers de porte qui, faute de gonds, ne tient plus en place, fait payer cher le peu de chaleur qu'il répand; car il ne donne pas de feu sans fumée, tandis qu'il fournit fréquemment de la fumée sansf eu.

Il faudrait qu'il y eût toujours, dans les parois d'une salle d'école, une cheminée propre à recevoir les produits de la combustion qui doit se faire dans le poêle; car si, comme cela a lieu assez souvent, le tuyau sort directement au dehors, soit par une fenêtre, soit à travers un des murs, la fumée qui se montre par hasard bien disposée à s'échapper par cette voie, est mal accueillie par l'air extérieur et, quoiqu'on fasse, se trouve refoulée dans la salle au moindre vent contraire.

On place quelquefois dans le tuyau du poêle une petite plaque ronde qu'on appelle *clef*, et qui est destinée à ralentir la combustion. Cette clef, lorsqu'elle est tournée horizontalement, ferme plus ou moins exactement le passage de l'air, des gaz et de la fumée, et il en résulte que, si le fourneau contient une certaine quantité de braise allumée, l'acide carbonique et les autres gaz nuisibles qui sont dégagés par cette braise, ne pouvant plus sortir par le tuyau ainsi fermé, se répandent dans la salle, corrompent l'air qu'on y respire, et peuvent quelquefois s'y accumuler en quantité suffisante pour causer des accidents d'asphyxie. Signaler de pareils dangers, c'est assez dire que ces clefs doivent être proscrites non-seulement dans les maisons d'école, mais dans toute maison particulière.

Il y a un moyen de ralentir le feu sans danger : c'est d'empêcher l'air d'entrer dans le fourneau ; c'est d'adapter à ce meuble une porte qui ferme hermétiquement, et dont le soupirail puisse être rétréci ou obstrué à volonté. Mais, encore une fois, il faut que le tuyau de dégagement reste libre, et qu'il puisse emporter en tout temps les vapeurs produites par la combustion.

A la vérité l'usage des clefs n'offrirait rien de bien dangereux, si elles étaient faites de manière à ne pouvoir jamais obstruer en entier le diamètre du canal dans lequel elles sont placées ; mais je ferai observer que, quand même elles laisseraient aux tuyaux le tiers de leur calibre, ce tiers se trouverait bientôt réduit à rien, si l'on n'avait pas soin d'enlever souvent la suie qui s'y accumule.

Les dangers qui peuvent provenir de l'emploi des plaques obturatrices dont nous venons de parler, ne sont pas, comme on pourrait le croire, purement imaginaires : ils sont tellement réels que déjà plusieurs fois la mort en est résultée. « Les journaux, « dit M. Devergie (*Médecine légale*, 1re *édit.*, *t.* 2, « *p.* 509), ont rapporté, dans ces derniers temps,

« plusieurs cas d'asphyxie survenue par la négli-
« gence de personnes qui brûlaient du coke ou du « charbon de terre dans des poêles, et qui ont im-« prudemment *fermé le tuyau de conduite* de la « fumée ou de la vapeur, lorsque le charbon était « réduit à l'état incandescent. Elles se sont couchées, « et le lendemain on les a trouvées asphyxiées dans « leur lit.... L'asphyxie par le coke ou par le char-« bon de terre reconnaît la même cause que celle « qui provient de la combustion du charbon ordi-« naire ; aussi en résulte-t-il les mêmes effets. »

M. ORFILA (*Toxicologie*, 4e *édit.*, *t.* 2, *p.* 600,) cite le fait suivant, rapporté en premier lieu par M. OLIVIER, d'Angers : « Au mois de janvier 1835, « M. C...., marchand de nouveautés, se couche « après avoir *fermé le tuyau du poêle* de sa chambre. « Ce poêle avait été chauffé avec un mélange de bois « et de coke ; la chambre, située à l'entresol, im-« médiatement au-dessus du magasin, communi-« quait avec ce dernier par une ouverture de plus « de 60 centimètres carrés, à laquelle aboutissait « l'escalier tournant par où l'on montait du magasin « à la chambre à coucher. Le lendemain matin on « frappe à la porte du magasin ; à l'aide d'une échelle « on pénètre dans la chambre par la croisée, qu'on « trouve incomplétement fermée dans sa partie in-« férieure. M. C.... était couché dans l'attitude d'un « homme qui dort profondément ; le corps était déjà

« froid ; le poêle était rempli en partie de coke et de « charbon incomplétement consumés ; on constata, « après la mort, tous les caractères de l'empoison- « nement par la vapeur du charbon. »

ARTICLE IV.

RÉSUMÉ.

Nous avons fait voir ce que sont les maisons d'école ; nous avons démontré ce qu'elles devraient être ; et nous avons indiqué le moyen de prévenir le mal par la suite : ce moyen, avons-nous dit, consisterait à établir certaines règles générales applicables à tous les cas, et obligatoires pour toutes les localités qui auraient des écoles à construire ; formulons les plus essentielles :

1° *Le plancher inférieur de toute salle d'école devra être au moins de 50 centimètres plus élevé que le sol environnant.*

2° *La capacité des salles sera graduée selon le nombre des élèves auxquels elles seront destinées, et le nombre de ceux-ci sera déterminé comme il suit : Chaque commune sera censée avoir un nombre d'élèves de chaque sexe, égal au neuvième de la population totale.*

3° *Chaque école devra être construite de manière*

à offrir au moins une capacité de trois mètres et demi cubes pour chaque élève.

4° *Pour cinquante élèves et au-dessous, la hauteur de la salle ne sera jamais moindre de* 3 *mètres* 30 *cent., et, par chaque dixaine d'élèves au-dessus de cinquante, elle sera augmentée de* 8 *centimètres.*

5° *Les fenêtres n'auront jamais moins d'un mètre de largeur, et d'un mètre et demi de hauteur entre les châssis; elles ne s'écarteront jamais de plus d'un décimètre du plafond.*

6° *On n'établira jamais moins de deux fenêtres: pour un nombre de trente à cinquante écoliers, il en faudra trois, et ensuite une de plus par nombre de vingt-cinq élèves.*

7° *Lorsque la quantité des élèves exigera plus de trois fenêtres, elles seront réparties dans les deux côtés opposés les plus grands de la salle.*

8° *Chaque école devra être munie d'un appareil destiné à la ventilation.*

La ventilation à air froid sera tolérée dans les petites écoles, et alors chaque fenêtre devra présenter, à peu près à 2 *mètres* 80 *centimètres au-dessus de l'aire de la salle, une ouverture carrée, de* 20 *centimètres au moins de diamètre, munie de traverses en abat-jour et d'une porte à coulisse.*

La ventilation par les cheminées d'appel et les calorifères à air chaud, sera de rigueur dans les salles destinées à loger plus de cent élèves.

9° *Toutes les salles d'école qui s'écartent sensiblement des règles précédentes, seront réparées ou reconstruites dans le délai de cinq ans.*

Je n'ai pas la prétention de croire qu'un réglement ainsi formulé ne laisserait rien à critiquer, rien à changer, et surtout rien à ajouter : c'est un simple canevas que je soumets aux réflexions, au jugement et à l'expérience des hommes compétents. Ils savent, comme moi, qu'un grand nombre d'écoles (plus de la moitié) sont dans de tristes conditions sous le rapport de l'hygiène. Ils savent combien il serait utile, combien il est urgent d'apporter quelque remède au mal. Or le mal vient, comme je l'ai déjà dit, de ce que les réglements laissent trop de latitude et trop de vague en ce qui concerne la construction des écoles. Chacun comprend et applique les règles d'hygiène à sa fantaisie ou selon ses préjugés ; disons plus : c'est que, jusqu'à présent, l'éducation physique de la jeunesse a été en quelque sorte comptée pour rien dans les écoles des villages, et il en sera ainsi pendant long-temps encore, si le haut pouvoir n'intervient pas d'une manière plus spéciale dans les détails qui ont fait la matière de ce chapitre.

On s'occupe du régime sanitaire des prisons, on assainit autant que possible la demeure de ces hommes qui font la guerre à la société, et que la société est obligée de repousser de son sein : on fait bien, sans doute; mais pourquoi ferait-on moins pour des établissements qui renferment l'avenir et l'espoir de la patrie?

Depuis quelques années on fait en France de grands efforts, efforts bien certainement très louables, pour l'amélioration et pour la conservation de la race chevaline; on trouve les étables de notre cavalerie trop étroites et trop peu aérées, et, pour les rendre plus saines, on procède à la reconstruction d'un grand nombre : en cela encore, on a raison, grandement raison; mais il ne faut pas que de pareilles préoccupations fassent oublier la race humaine, qui se détériore aussi dans nos écoles faute d'air et de lumière.

Cependant ne blâmons pas trop, car ce serait de l'injustice : il faudrait être aveugle ou de mauvaise foi pour ne pas reconnaître que, depuis la révolution de Juillet, on a beaucoup fait, dans toute la France, pour l'instruction primaire, qu'on a même obtenu des améliorations passables sous le rapport de l'hygiène. Notre province (la Franche-Comté), qui à la vérité est loin d'être la dernière dans la voie de la civilisation et du progrès, a certainement, en ceci comme en toutes choses, beaucoup prospéré depuis quatorze ans. L'éducation primaire, activée, soutenue et encouragée par tous les moyens possibles, y fait de jour en jour des progrès remarquables. Grâces donc en soient rendues aux hommes actifs et éclairés, magistrats ou simples citoyens, qui ont travaillé et qui travaillent encore avec ardeur à cette noble tâche. Il était difficile de faire plus et de faire mieux; car, chez nous comme ailleurs, le mal était grand : il y avait beaucoup à améliorer, beaucoup à changer, beaucoup à créer, et, en même temps, il y avait bien des obstacles à surmonter, bien des résistances à vaincre; il n'est donc pas étonnant que l'organisation de l'instruction primaire soit loin de la perfection. Espérons qu'on achèvera l'œuvre commencée et, il faut le dire, à peine ébauchée sous certains rapports; espérons que des lois ou des ordonnances plus explicites et plus conformes aux vues philanthropiques de l'hygiène, viendront bientôt désarmer les résistances ennemies des progrès, et prêter main-forte au zèle trop souvent impuissant des hommes qui veillent au bon état des écoles.

CHAPITRE V.

Devoirs des Instituteurs en ce qui concerne l'hygiène des Écoles et l'éducation physique des Enfants.

Le savoir ne doit pas être un bien stérile : il faut qu'il profite à l'espèce humaine, et qu'il la rende meilleure au physique comme au moral. Les hommes éclairés font acte de charité et se comportent en bons citoyens, lorsqu'ils combattent par leur conduite et par leurs discours, les préjugés et les habitudes routinières qui s'opposent au bien-être des populations; mais, pour ceux qui sont chargés de répandre l'instruction, combattre ces préjugés et ces mauvaises habitudes, c'est autre chose qu'une bonne œuvre, c'est un devoir : c'en est un surtout pour les maîtres et les maîtresses à l'égard de leurs élèves, soit en classe, soit ailleurs. S'ils ne cherchent pas à détruire chez ces derniers les effets d'une mauvaise éducation paternelle, si, par l'intermédiaire de la jeunesse qu'ils élèvent, ils ne visent pas à introduire dans les familles les bonnes idées, les bonnes croyances, les bonnes habitudes, sous le triple rapport de l'instruction, de la moralité et de la santé, ils manquent à leur mission.

L'instituteur doit remplacer les parents, non pas tels qu'ils sont, mais tels qu'ils devraient être; c'est-à-dire qu'il doit résumer en sa personne et faire valoir dans la direction de son école, toutes les qualités qui distinguent un bon père, un père modèle. La société, dont il est le délégué et le représentant, attend de lui des citoyens instruits, probes et robustes; il doit donc, tout en formant le cœur et l'esprit, veiller au bon état du corps de ses élèves, éloigner de tous et de chacun en particulier les causes qui pourraient porter le désordre dans leur jeune organisation, en un mot travailler à leur éducation physique comme à leur éducation intellectuelle et morale, et faire au moins en sorte que l'instruction qu'ils vont chercher près de lui, ne soit pas acquise au prix de leur santé.

Pour faire tout cela, il n'est pas nécessaire que les maîtres et les maîtresses soient initiés aux détails de la médecine, et aux questions les plus transcendantes de l'hygiène : disposer aussi bien que possible des moyens qui sont en leur pouvoir pour faire jouir leurs élèves d'un air pur, d'une température douce, d'une lumière suffisante, et de toutes les commodités physiques compatibles avec les allures régulières d'une école; s'efforcer de donner aux jeunes gens l'habitude, le goût et l'exemple de la propreté; faire briller cette propreté jusqu'à la coquetterie dans la tenue des salles et de tout ce qui en dépend; éloigner de la classe toutes les causes, tous les éléments d'insalubrité et de contagion, tels que la fumée, les odeurs désagréables, les vapeurs nuisibles, ainsi que les objets ou les individus qui pourraient émettre des germes de maladies transmissibles par contact ou par infection; ne faire et ne permettre aux écoliers aucune chose qui soit capable d'occasionner chez eux des maladies, des infirmités ou des blessures; se conformer scrupuleusement aux réglements sanitaires qui peuvent s'appliquer aux écoles: voilà à peu près quels sont les devoirs des instituteurs, en ce qui concerne l'éducation physique de leurs élèves.

Ce que nous avons dit précédemment, pourrait déjà indiquer aux maîtres la marche qu'ils ont à suivre pour remplir, jusqu'à un certain point, la plupart des conditions que nous venons d'énumérer; cependant j'entrérai ici dans de plus grands détails sur les précautions hygiéniques qui sont spécialement de leur compétence, et qui n'ont pas été exposées ou qui l'ont été trop brièvement dans les chapitres précédents.

§ 1.er — *De la Propreté.*

La propreté, qui devrait être considérée comme une vertu, n'est malheureusement pas la vertu dominante des femmes du peuple; cependant la coquetterie ne manque pas chez elles : elles tiennent à paraître propres; elles le sont même assez, quelquefois presque trop dans leur habillement; mais leur maison, mais tout ce qui ne fait pas partie saillante de leur toilette, se trouve ordinairement dans un triste état.

Un étranger qui, placé devant l'église d'un de nos villages (je comprends la majorité des villages de France) y passerait la jeunesse en revue, au sortir de l'office du dimanche, trouverait sans doute la tenue des filles irréprochable; et, en les voyant si alertes, si propres, si coquettes, si prétentieuses, il se ferait une haute idée de l'état des ménages confiés à leurs mains, et de ceux qu'elles dirigeront lorsqu'elles seront femmes; mais quel serait son étonnement s'il pénétrait dans les maisons; s'il voyait ces planchers dont les ordures ont doublé l'épaisseur, s'il regardait dans les coins un peu cachés, sous les escaliers, sous les meubles, etc., lieux qui n'ont jamais reçu la visite d'un balai; s'il examinait ces longues, ces nombreuses guirlandes de toiles d'araignées dont une forte doublure de poussière atteste l'antiquité; si surtout il passait une nuit d'été dans un de ces lits où de nombreuses populations échappent au recensement, et se multiplient en paix sous le patronage de ces bonnes ménagères?

J'entends souvent dire dans le peuple qu'on ne

peut pas être bien propre lorsqu'on n'est pas riche; mais je répondrai avec **Buchan**, que le défaut de propreté est une négligence qui n'admet pas d'excuses; partout où il y a de l'eau, on a certainement le pouvoir d'être propre.

Les travaux de la campagne, disent d'autres personnes, ne donnent pas le temps de s'occuper des détails minutieux d'un ménage; mais ces gens, si soigneux de leurs champs au détriment de tout le reste, sont-ils beaucoup plus propres pendant les loisirs de l'hiver? que font-ils alors?.... Ils soignent, ils bouchonnent, ils étrillent le bétail deux ou trois fois par jour, et ils laissent leurs enfants dans la crasse.

On voit des cultivateurs riches, des électeurs qui se plaisent dans la malpropreté comme le poisson se plaît dans l'eau, et dont les logements ressemblent autant à des étables qu'à des habitations humaines. Ceux-là ne disent pas qu'ils ne peuvent pas être propres; ils traitent la propreté plus cavalièrement: ils la dédaignent, ils la méprisent en quelque sorte, parce qu'elle ne donne ni champs ni prés. Il serait inutile de leur parler raison, car ils sont ignorants, orgueilleux, avares, et l'on ne convertit pas ces gens-là.

Cependant soyons justes et reconnaissons que, si les campagnes marchent lentement dans la voie des améliorations, elles ne font pas moins des progrès

assez sensibles. Il est constant que, par toute la France, le peuple prend goût à la bonne éducation; l'instruction se répand de plus en plus, et, quoiqu'on en dise, elle commence à donner des fruits. Si elle ne développe que de l'orgueil dans quelques têtes sans jugement, si, dans quelques autres, elle seconde de mauvais penchants ; chez la plupart des hommes elle n'excite que l'émulation du bien ; dans toutes les conditions, elle ennoblit l'homme à ses propres yeux, et sème dans son cœur le germe des sentiments généreux. Aussi l'avarice sordide, l'intempérance habituelle, les querelles brutales, et tous les vices qui dégradent le plus noble produit de la création, tendent certainement à diminuer dans nos villages.

Le peuple s'améliore également sous d'autres rapports : on commence à bâtir mieux et à se loger un peu plus sainement ; bien des cultivateurs mettent l'intérieur de leurs maisons dans un état plus supportable, et déjà, même parmi les familles peu aisées, un certain nombre de ménages prouvent par leur bonne tenue que la propreté et la pauvreté peuvent loger sous le même toit. Mais malheureusement ces exemples sont trop rares et trop peu imités; ce qu'on voit chez quelques-uns pourrait et devrait exister chez tous.

C'est aux institutrices à introduire cette grande et belle réforme dans les mœurs du peuple. Le soin des ménages est exclusivement du domaine des femmes, et ce n'est qu'en modifiant l'éducation de ces dernières, qu'on parviendra à généraliser la propreté dans la classe ouvrière. Il serait à désirer que cet art si essentiel et si peu apprécié, l'art de bien balayer et de tenir un ménage très propre, entrât pour quelque chose dans l'éducation primaire des jeunes filles des villages et des basses conditions des villes. Des leçons rédigées d'une manière simple, claire et pratique sur un pareil sujet rendraient certainement un grand service aux populations : expliquées avec détail et avec soin par les institutrices, elles pourraient changer en quelque sorte la face du pays, et feraient pour la santé publique un bien incalculable.

Il est donc bien important que les instituteurs, et surtout les institutrices prêchent l'ordre et la propreté à leurs élèves, qu'ils exigent d'eux ces qualités si peu connues dans le peuple, et qu'ils en donnent l'exemple dans la tenue des maisons d'école.

En tout temps, les salles d'école doivent être nettoyées, balayées et époussetées immédiatement après chaque classe, par conséquent deux fois par jour. Il faut que le balai pénètre partout, et qu'aucune place, quelque cachée qu'elle soit, n'échappe à l'action de cet instrument. Pour faciliter cette opération, on a l'habitude d'arroser : c'est une mauvaise méthode, car l'eau ainsi répandue, indépendamment de l'humidité qu'elle produit dans la salle, retient la poussière et la fixe sur le sol. Il vaut beaucoup mieux balayer à sec; mais en même temps, soit pour expulser la poussière, soit pour enlever complétement l'air qui a été modifié par la présence des enfants, on doit tenir les portes et toutes les fenêtres ouvertes au moins pendant un quart d'heure.

Le balai seul ne suffirait pas pour maintenir sur l'aire d'une salle d'école toute la propreté désirable; car les enfants, en se rendant en classe, apportent après leurs chaussures de la boue qui s'attache et s'accumule à la longue sur le plancher, et qui le masque bientôt entièrement si l'on n'a pas soin de le gratter souvent, et même de le laver et de l'écurer à fond au moins une fois par mois. Mais il faut avoir soin de faire ces grands lavages au commencement ou à la veille d'un jour de congé, afin qu'il n'y ait plus d'humidité pour la classe suivante.

L'attention des maîtres doit se porter aussi d'une manière toute spéciale sur les cabinets d'aisances. En ce qui concerne ces lieux, il faut une grande surveillance et une discipline sévère, soit pour les mœurs, soit pour la propreté. L'instituteur les visitera après chaque classe, et n'y laissera jamais la moindre ordure; l'aire et les siéges en seront balayés, lavés et frottés avec soin, de manière à être toujours au moins aussi propres que le plancher et les tables de la salle d'école. Pour intéresser les élèves à la bonne tenue des latrines, on pourrait infliger, comme punition, à ceux qui seraient convaincus de les avoir salies, l'obligation de les nettoyer après les classes, en présence du maître.

Il y a beaucoup d'institutrices qui font balayer les salles de classe par les plus grandes de leurs écolières; mais elles imposent presque toujours ce devoir comme une servitude, au lieu de le faire valoir comme un moyen d'éducation; en sorte que c'est une peine qui ne profite pas à ces jeunes personnes, et qui quelquefois excite des murmures et des réclamations de la part des parents. Il faudrait au moins que la maîtresse se servît de cette opération pour l'instruction de ses élèves, et qu'elle les fît seulement travailler tour à tour à la propreté de la salle, pour leur enseigner sérieusement la pratique des devoirs d'une bonne ménagère; ainsi dirigé, ce travail ne serait plus une servitude : ce serait une leçon de plus, et une leçon fort utile.

Les chefs d'école ne feraient pas assez, s'ils se bornaient à entretenir les salles et tout ce qui en dépend dans une propreté minutieuse : ils doivent aussi s'occuper de la tenue des enfants, les forcer à soigner leurs cheveux, visiter les mains et les figures au commencement des classes, et faire laver immédiatement ceux qui ne sont pas propres.

La vermine, qui pullule avec tant de facilité dans la chevelure des enfants, se communique très promptement de l'un à l'autre; elle doit par conséquent être considérée par les maîtres comme une maladie contagieuse, et traitée comme telle : ainsi il faut mettre à l'index et, au besoin, renvoyer à leurs familles les enfants dont la tête ne présente pas toute la propreté possible, surtout quand ce manque de propreté ne vient que de la négligence des parents. Mais il ne faudrait pas agir avec autant de sévérité à l'égard de ceux qui auraient sur la tête des croûtes muqueuses (des feux); car avec cette éruption, qui est assez fréquente chez les jeunes sujets, principalement en hiver, il est difficile de passer le peigne dans les cheveux et d'expulser totalement la vermine. D'ailleurs une pareille maladie peut être de longue durée, et l'on nuirait trop à l'éducation de ceux qui en sont affectés, si on leur prohibait l'entrée des écoles. On pourrait seulement les séparer un peu des autres élèves, si leur état paraissait dicter cette précaution.

La malpropreté du corps, en entravant les fonctions de la peau, et surtout en s'opposant au libre passage de la transpiration insensible, est bien certainement la source d'un grand nombre de maladies. Les médecins les plus distingués l'ont toujours dit, et les faits, qui, en pareille matière, sont les meilleures autorités, ne laissent pas de doute à cet égard. Des expérimentateurs (M. Magendie, et en premier lieu M. Fourcaud) ont prouvé, dans ces derniers temps, que les animaux dont la peau a été enduite d'une couche de résine, ou de colle, ou de toute autre matière imperméable, périssent très promptement. Dans ces cas, le sang et l'urine s'altèrent; le corps se refroidit considérablement; des épanchements, des inflammations se forment dans différents organes, et la mort arrive ordinairement après quelques heures. Tous ces désordres viennent de ce que la peau ne peut plus fonctionner; il en résulte une sorte d'asphyxie.

Quand les enduits dont nous venons de parler sont appliqués d'une manière fort incomplète, ou lorsqu'ils ne couvrent qu'une partie du corps, les choses ne marchent pas aussi rapidement vers une terminaison funeste; mais on voit encore survenir la plupart des symptômes généraux qui accompagnent les fièvres et les grandes inflammations, et la mort peut s'en suivre.

Or la malpropreté, composée de différentes matières grasses et pulvérulentes, peut former aussi sur la peau un enduit qui, quoique moins imperméable que les précédents, est cependant assez compacte et tient assez fortement à l'épiderme pour en obstruer plus ou moins les ouvertures, et pour gêner le passage des substances liquides ou gazeuses qui doivent s'échapper ou s'introduire par cette membrane. La santé doit donc en souffrir; et si les maladies, qui sont déjà si nombreuses dans le peuple, et qui, très souvent sans doute, viennent de la cause que je signale, ne sont pas encore beaucoup plus fréquentes, c'est qu'une longue habitude a rendu le corps de bien des gens moins susceptible de ressentir l'influence pernicieuse de la malpropreté ; il y a en quelque sorte acclimatement. Mais l'immunité qui peut résulter du séjour prolongé de la crasse sur la peau, ne s'acquiert pas, chez les jeunes gens, sans dommage pour leur constitution ; d'ailleurs cette immunité n'est jamais assez grande, assez complète pour exempter de tous dangers ceux qui sont parvenus à l'acquérir à leurs risques et périls.

A ceux qui m'objecteraient que les ramoneurs, dont la peau est toujours tapissée de suie, paraissent cependant se porter au moins aussi bien que la plupart des personnes les plus propres, je répondrais que la suie, assez analogue au charbon, s'oppose peu à la filtration des liquides ; je dirais de plus que, malgré cela, les racle-cheminées sont loin d'être aussi solides qu'on le croit, et que c'est sans doute (en partie du moins) à la présence de cette suie sur la surface cutanée, qu'ils doivent le triste privilége d'être sujets à différentes affections spéciales qui, indépendamment des maladies ordinaires, font d'assez grands ravages parmi eux.

Dans un travail statistique fait par l'ordre de l'amirauté d'Angleterre sur la mortalité dans la marine de cette nation, depuis 1779 jusqu'en 1836, on trouve une différence énorme à l'avantage des dernières années :

En 1779, on comptait par an 1 mort sur 8 marins;
de cette époque à 1811, 1 sur 32;
et de 1830 à 1836, 1 sur 72.

Or, cette diminution si remarquable, et survenue en si peu de temps dans le mortalité des marins anglais, diminution qu'on trouverait aussi dans notre marine, si l'on y faisait les mêmes calculs, d'où vient-elle? Elle vient uniquement de ce qu'on a opéré de grandes améliorations dans l'état hygiénique des vaisseaux de guerre : on a fourni aux hommes des aliments et des boissons de meilleure qualité ; mais surtout on les a habitués à entretenir leur personne, leurs habits, leur mobilier et toutes les parties les plus cachées des navires dans une propreté en quelque sorte excessive, propreté qui est peut-être encore plus remarquable, plus admirable dans notre marine que dans celle de nos voisins d'outre-manche. Aussi maintenant on ne voit plus ces épidémies qui jadis dépeuplaient souvent des vaisseaux et même des escadres entières ; les équipages jouissent presque toujours en mer d'une fort bonne santé ; le scorbut devient très rare; la fièvre typhoïde, qui, sous la forme la plus grave (le typhus), faisait ci-devant de grands ravages sur les bâtiments, s'y montre bien rarement maintenant, et ne s'y propage presque jamais d'une manière épidémique.

J'ai fait pendant quatre ans le service de médecin dans la marine militaire française, et je n'y ai vu qu'un seul cas de fièvre typhoïde; encore la maladie avait été contractée à terre. Le sujet soigné sur le navire (le brick l'Actéon, fin de 1830), à côté de 120 matelots à peu près tous jeunes, et dans un espace presque aussi encombré de monde qu'une salle d'école, succomba après un long séjour au lit, sans que personne fût atteint de la même affection. Or, très probablement, l'équipage n'aurait pas été ainsi respecté par la contagion, si le bâtiment avait été aussi mal aéré, et tenu aussi peu proprement que le sont la plupart des salles d'école et des maisons des campagnes; car on sait que dans nos villages, la fièvre typhoïde se borne rarement à un seul individu, quand celui qui en est atteint loge avec d'autres personnes susceptibles de contracter la même maladie.

Mais, pour reconnaître l'influence nuisible de la malpropreté, serait-il nécessaire d'aller chercher d'autres exemples que ceux qui existent, et qui se remarquent tous les jours au milieu de nous? Ne sait-on pas que la vermine, la gale, la teigne et plusieurs autres maladies se rencontrent principalement dans cette classe du peuple qui se distingue par une grande saleté? faut-il d'ailleurs de grands efforts d'intelligence pour concevoir que la poussière, la paille, les débris qui tombent des tables, et toutes ces substances hétérogènes qu'on appelle balayures, se putréfient par l'humidité et corrompent l'air des habitations? et oserait-on dire qu'un air infecté par les émanations provenant de ces ordures, est aussi bon, aussi sain que celui qu'on respire dans un appartement très propre? pourrait-on croire aussi que ceux qui ont l'épiderme et les habits crassés par la sueur, par la poussière, et par tout ce que la peau a rejeté depuis long-temps, peuvent jouir d'un air pur et bien convenable pour la santé? ne sont-ils pas toujours entourés d'une atmosphère au moins aussi corrompue que celle qui existe dans une chambre tenue fort salement? et pourrait-on imaginer quelque chose de plus malsain qu'une école remplie d'enfants dont la plupart se trouveraient dans de pareilles conditions?

§ II. — *De l'Aération.*

Les instituteurs sont obligés de prendre les maisons d'école telles qu'elles ont été organisées par les communes; ils ne peuvent rien changer aux constructions; mais ils ne doivent pas moins veiller, autant que possible, à la conservation des enfants qui s'y réunissent sous leur patronage; si donc une salle est établie de manière à produire des éléments d'insalubrité, le maître doit travailler à les détruire ou à les expulser, et, en dernier ressort, à amortir les mauvais effets qui peuvent en résulter. Lorsque le local est humide et froid, il faut nécessairement y faire un feu plus actif, mieux soutenu, et en même temps y maintenir une ventilation plus grande. Il faut aussi donner des courants d'air plus considérables et plus nombreux, si l'espace n'est pas proportionné au nombre des écoliers.

L'air qui a séjourné dans une salle d'école, quelque bien tenue qu'elle soit, est nécessairement humide et malsain : on doit le changer en entier, au commencement des classes, en ouvrant les croisées et en les maintenant ouvertes, au moins pendant un quart-d'heure. En hiver, il faut opérer ce changement, préparer le feu, et fermer les fenêtres avant l'arrivée des élèves, afin que la chambre se trouve assez chaude pour l'heure d'entrée.

Aussitôt que les élèves sont réunis, ou au plus tard au bout de 20 à 25 minutes dans les écoles bien saines, il est temps de donner de l'air par les fenêtres, ou par les ouvertures établies pour l'aération. Mais les maîtres ne doivent pas oublier que, dans les salles où il n'y a qu'une ventilation à air froid, les courants sont plus forts en hiver, et que par conséquent l'air de la chambre se renouvelle plus facilement, lorsque l'atmosphère extérieure est à une basse température ; qu'en été, une pièce un peu encombrée de monde ne peut pas être suffisamment assainie par quelques ouvertures semblables à celles qu'on voit dans les fenêtres des écoles qui, par extraordinaire, offrent un pareil luxe d'aération ; que, dans les temps chauds, on n'obtient même pas toujours une ventilation bien efficace en ouvrant largement plusieurs croisées ; tandis que, par une saison rigoureuse, des trous d'aération d'un faible diamètre peuvent suffire ; mais le froid le plus intense ne doit jamais les faire supprimer en entier.

Dans les écoles qui ont environ deux mètres cubes pour chaque élève, il faudrait que les courants fussent assez puissants et assez nombreux, pour introduire en 20 minutes une quantité d'air au moins égale à celle que la salle peut contenir ; si, au contraire, celle-ci offrait seulement un mètre cube de capacité par élève, on ne pourrait y maintenir une atmosphère passable, qu'en renouvelant cette atmosphère en un espace de temps moitié moins long.

Les instituteurs qui occupent des salles privées d'ouvertures, ou d'appareils destinés spécialement à la ventilation (ces salles sont les plus nombreuses), ne doivent pas, pour cette raison, laisser leurs élèves exposés à l'action malfaisante d'une atmosphère corrompue : ils peuvent corriger jusqu'à un certain point l'impureté de l'air, en laissant toujours quelques fenêtres plus ou moins entr'ouvertes, et ils ne doivent pas négliger de le faire.

Répétons encore qu'il faut multiplier autant que possible les courants d'air, et les espacer au moins sur deux côtés opposés; mais en même temps on doit diminuer, en proportion du nombre, le diamètre des trous destinés à livrer passage à ces courants. Si, par exemple, l'état d'une salle exige que, pour y maintenir des conditions atmosphériques bien saines, on y fasse entrer six mètres cubes d'air par minute, au lieu d'établir trois courants qui, en une minute, donneraient chacun deux mètres cubes, il vaut beaucoup mieux avoir six ouvertures qui fournissent seulement chacune un mètre dans le même espace de temps.

Des ouvertures d'aération trop grandes et trop nombreuses donneraient, à la vérité, une atmosphère toujours pure, mais elles la rendraient trop froide en hiver, et alors il serait impossible de faire assez de feu pour arriver à un degré de chaleur convenable : grandes, rares et mal réparties, ces ouvertures incommoderaient les élèves qui s'en trouveraient rapprochés, et elles ne distribueraient pas également l'air dans tous les points de la chambre*.

* Dans le chapitre consacré à la construction des maisons d'école, je n'ai rien dit des diaphragmes tournants qu'on place quelquefois dans les ouvertures destinées à effectuer la ventilation à air froid. Il est bon cependant de faire observer qu'ils offrent un avantage incontestable, en ce qu'on peut voir par la vitesse ou par la lenteur de leurs mouvements de rotation, si la ventilation se fait bien ou mal; car, étant mus par l'air qui les traverse, ils tournent d'autant plus rapidement que cet air entre ou sort avec plus de force, pourvu toutefois qu'ils se trouvent disposés de manière à ne recevoir qu'un seul courant chacun, que par conséquent ils soient l'un plus élevé (courant de sortie), l'autre plus bas (courant d'entrée), et ainsi de suite.

Dans les salles d'école munies de calorifères et de cheminées d'appel, voici quelle serait la manière de diriger la ventilation; je laisse parler M. Péclet :

Conduite du chauffage en hiver. « Une heure « avant l'entrée des élèves, il faudra allumer les « poêles, après avoir fermé complétement les ori- « fices d'accès de l'air extérieur, et ceux par « lesquels l'air de la pièce doit s'écouler dans la « cheminée d'appel, en laissant ouverte la porte de « l'enveloppe des poêles destinée à laisser entrer « l'air de la pièce; le chauffage aura lieu par la cir- « culation de l'air intérieur, et sans ventilation; mais « à l'heure de la classe, il faudra établir la ventila- « tion en ouvrant les registres d'entrée et de sortie « de l'air, et en fermant la partie inférieure de « l'enveloppe des poêles. Pendant toute la durée des « classes, le chauffage devra être conduit avec une « grande régularité : l'expérience apprendra facile- « ment à reconnaître les charges les plus conve- « nables des foyers, et les intervalles nécessaires « des alimentations. »

Ventilation dans les saisons où le chauffage des poêles n'est pas nécessaire. « Supposons que toute « l'année les poêles restent en place, avec ou sans « tuyeaux à fumée; il est évident que, si, par un

Si je n'ai pas conseillé l'usage de ces petits appareils, c'est que, pour peu qu'ils ne soient pas parfaitement construits, ils font beaucoup de bruit, et peuvent ainsi devenir fort incommodes dans une école.

« moyen quelconque, on produisait une élévation « de température dans la cheminée d'appel, l'air « extérieur s'introduirait dans la pièce par l'inter- « valle qui se trouve entre chaque poêle et son en- « veloppe, et que cet air, après avoir traversé la « pièce, s'échapperait par la cheminée..... Il suffira « de brûler à peu près un demi-kilogramme de bois, « de tannée ou de tourbe, ou un quart de kilo- « gramme de houille ou de coke par heure, pour pro- « duire une ventilation suffisante à 50 élèves. On « devra préférer les combustibles qui peuvent brûler « lentement sans dégager beaucoup de fumée, comme « la tannée, la tourbe, les briquettes de houille, « de coke ; ces combustibles sont d'ailleurs à un prix « moins élevé que les autres. On devra produire « cette combustion dans un petit fourneau portatif « en terre cuite, qu'on introduira au bas de la che- « minée d'appel par une porte disposée à cet effet, « et qui sera garnie d'une petite ouverture destinée « à l'introduction de l'air nécessaire à la combus- « tion..... Pour conduire convenablement la venti- « lation, il faut allumer le foyer mobile quelque « temps après le commencement de la classe, et « régler les registres d'appel de manière qu'il n'y « ait pas d'odeur dans la salle.

« Pour les grandes écoles et les grandes salles « d'asile, il serait plus avantageux de placer dans « la cheminée d'appel un petit poêle en tôle, carré,

« fixe ; dans lequel on brûlerait le combustible des-« tiné à produire la ventilation. »

On croit presque généralement qu'en répandant certaines odeurs, qu'en brûlant du sucre ou quelques plantes aromatiques, on purifiera l'air d'une chambre habitée ; conformément à ce préjugé, on met quelquefois la recette en usage dans les écoles, et l'on se croit par-là bien assuré contre les mauvaises odeurs, contre le mauvais air : faisons observer cependant que ces procédés d'assainissement n'assainissent rien ; qu'ils sont non-seulement inutiles, mais presque toujours nuisibles ; car l'air, déjà impur, se trouve encore par ce moyen chargé d'un surcroît d'émanations étrangères. Une odeur nouvelle répandue dans une chambre ne fait que couvrir, que masquer plus ou moins celles qui s'y trouvaient déjà, mais elle ne les détruit nullement ; c'est un renfort d'insalubrité qui fait mal aux yeux, qui provoque la toux en irritant les poumons, et qui, chez bien du monde, détermine des douleurs de tête. Qu'on sache bien que le plus sûr, que même le seul moyen d'assainir l'air d'une chambre habitée, quand cet air est corrompu par les émanations humaines, c'est de le changer.

Les institutrices les plus propres, les plus soigneuses, placent quelquefois des fleurs dans leurs salles de classe, sans savoir, sans doute, que la présence de ces fleurs, principalement de celles qui sont odorantes, peut être, pour quelques unes de leurs élèves, une cause d'accidents assez sérieux : il peut en résulter des maux de tête, des syncopes, des convulsions, etc., etc. Voici ce que disent, au sujet de ces substances, MM. Mérat et De Lens dans leur excellent dictionnaire de matière médicale :

« Autant les odeurs peuvent être agréables en « embaumant les jardins, les bois et les prairies, « autant elles peuvent nuire, si on les respire dans « des chambres fermées: elles causent alors des cé- « phalalgies, des maux de nerfs, des lypothymies « même, et il faut avoir grand soin de les ôter des « chambres à coucher, le soir, car on cite des per- « sonnes trouvées mortes par cette cause. Les plus « nuisibles sont les plus pénétrantes, telles que celles « de tubéreuse, de jonquille, de lis, de seringat, de « fleurs d'oranger, de jasmin, etc., etc. Les odeurs « les plus douces ne sont pas à l'abri de ces incon- « vénients, et il y a peu de jours que nous avons eu « l'occasion d'en observer produits par la violette; « ce danger est dû non-seulement aux émanations « odorantes, mais à la production d'acide carbo- « nique à laquelle elles donnent lieu par l'absorption « de l'oxygène, comme l'a prouvé Marigues; ce qui « explique pourquoi des fleurs, même inodores, « peuvent nuire. »

Les auteurs ont rapporté un grand nombre de

faits qui viennent à l'appui des assertions des savants que je viens de citer. Je me contenterai d'en reproduire deux, qui se trouvent avec plusieurs autres dans la *Toxicologie* de M. ORFILA, *t.* 2, *p.* 543 :

Un officier éprouva des convulsions et perdit connaissance pour avoir laissé dans sa chambre des fleurs d'œillet, qu'il aimait beaucoup : une demi-heure après qu'on eut enlevé les fleurs et ouvert la fenêtre, les convulsions cessèrent, et le malade reprit l'usage de la parole; mais, pendant un grand nombre d'années, il ne put sentir l'odeur des œillets sans tomber évanoui.

Une demoiselle de 24 ans, jusque-là bien portante, eut des convulsions et se trouva dans un état fort alarmant, après avoir gardé pendant quelques jours dans sa chambre des roses, des lis, des chèvres-feuilles et des œillets. Elle se rétablit promptement lorsqu'elle eut renoncé à l'usage de ces fleurs; mais, un peu plus tard, la présence d'un bouquet de chèvre-feuille à sa ceinture suffit pour ramener quelques accidents nerveux, qui cessèrent par l'éloignement de la cause à laquelle ils étaient dus.

La présence d'une certaine quantité de fruits (pommes, poires, pommes de terre) peut aussi faire beaucoup de mal dans une chambre habitée. A la vérité, on en voit bien rarement dans une école; mais cette cause d'insalubrité se rencontre si fréquemment dans les maisons particulières, qu'il serait bon, je pense, d'en dire quelques mots ici.

Sans parler de ces amas de pommes de terre et de différents légumes qui se trouvent fréquemment près du grabat du pauvre, et qui sont des foyers permanents d'humidité et d'infection pour une demeure déjà si malsaine sous d'autres rapports, je ferai observer que les fruits, tels que prunes, pommes, poires, etc., qu'on voit souvent dans les chambres à coucher des familles aisées de la campagne, peuvent également produire de mauvais effets sur les personnes qui séjournent trop long-temps dans les pièces où ils sont renfermés. Je vais en donner la preuve par un fait qui s'est passé dans les environs de Lure, et dont je garantis l'authenticité.

Une jeune personne bien robuste, étant occupée à ranger des fruits dans une chambre destinée à les loger, éprouva, au bout de deux ou trois heures, des pesanteurs de tête, des vertiges, un grand besoin de dormir, en un mot tous les symptômes précurseurs de l'asphyxie. Vaincue par l'accablement, elle se coucha sur le sol de la chambre et y resta, à ce qu'elle croit, environ une demi-heure, sans dormir, mais sans pouvoir se rendre bien compte de ce qui se passait soit en elle, soit autour d'elle; lorsqu'on la fit sortir de ce lieu, elle marchait avec peine; son malaise ne se dissipa que lentement, et le lendemain elle n'avait pas encore recouvré toute sa vigueur. Cette chambre était pourtant sans feu, et ne contenait rien autre chose que des fruits.

§ III. — *Du Feu pendant l'hiver.*

Bon nombre d'enfants, souvent mal vêtus et mal chaussés, ont une certaine étendue de chemin à parcourir pour se rendre à l'école; dans la mauvaise saison, ils reçoivent la pluie ou la neige, et ont fréquemment les pieds mouillés par suite des naufrages que leurs souliers ou leurs sabots ont essuyés soit dans les marais des fumiers, soit dans les ruisseaux et les bourbiers de la rue; si alors la salle n'est pas convenablement chauffée, ces enfants grelottent bientôt sur les bancs; la peau, en contact avec des habits froids et humides, remplit fort mal ses fonctions; la transpiration diminue, et le corps se trouve dans les conditions les plus propres à subir les chances qui peuvent résulter de l'impression prolongée du froid, et à contracter les maladies les plus graves.

On croit assez généralement que l'enfance est une garantie contre de pareils dangers; beaucoup de personnes s'imaginent que les jeunes gens résistent bien à une basse température : c'est une grande erreur; un sujet de six à dix ans se refroidit plus facilement et plus promptement qu'un homme de quarante. Le refroidissement est d'autant plus rapide et plus nuisible que les enfants sont moins âgés.

Le feu, un bon feu de fourneau est donc absolument nécessaire dans une salle d'école, pendant la saison froide; cependant il ne faut pas qu'il soit excessif, car une température trop chaude serait également nuisible. Pour être convenable, elle ne doit pas s'élever à plus de 17 ou 18 degrés du thermomètre centigrade, ni descendre au-dessous de 12 plus 0. Les thermomètres sont, à la vérité, des meubles bien rares dans les salles d'école des campagnes; mais l'usage n'en est pas nécessaire : tout le monde sait ce qu'on entend par chaleur douce, par température modérée, et les instituteurs me comprendront, quand je dirai qu'il faut faire régner le printemps dans les classes, depuis la fin d'octobre jusqu'au printemps suivant.

Dans bien des écoles, le fourneau destiné à chauffer la salle est traité, même en hiver, comme un meuble inutile : comptant sur le nombre et sur la chaleur naturelle des enfants pour obtenir une température assez élevée, l'instituteur consomme en famille la portion de bois, souvent fort exiguë, que la commune lui accorde, quand elle en accorde, pour le chauffage de la classe. Qu'en résulte-t-il? C'est que, pour ne pas laisser geler entièrement son monde, le maître supprime les moindres courants d'air; si alors la chambre est grande, elle ne reste pas moins froide; si, au contraire, il y a peu d'espace et beaucoup d'écoliers, l'air, à la vérité, s'échauffe, mais il ne s'échauffe qu'en se corrompant. Après avoir respiré le grand air, pénétrez dans un pareil local, vous y sentirez autre chose qu'un excès de chaleur : il y a une atmosphère qui répugne à la poitrine ; il y a de l'acide carbonique, des gaz, des vapeurs, des émanations délétères de toute espèce ; il y a, on peut le dire, des ferments de maladie, des germes de mort.

Reconnaissons que cet état de choses ne doit pas toujours être imputé aux instituteurs : souvent le poêle est si mal organisé, le tuyau si mal placé, ou le bois si mauvais et si humide, qu'il est impossible de faire du feu sans remplir la salle de fumée et d'acide carbonique ; alors, pour soustraire son école aux produits désagréables de cette combustion de mauvaise humeur, le maître supprime le feu ; en même temps, pour obtenir un peu de chaleur, il prohibe l'entrée de l'air extérieur, et laisse ses élèves exposés à tous les inconvénients qui peuvent résulter du séjour dans une atmosphère en apparence plus supportable, mais non moins pernicieuse.

Dans une salle d'école, le fourneau n'est pas seulement destiné à fournir la quantité de chaleur qui est nécessaire à la marche régulière des fonctions du corps, il doit remplir un autre usage non moins important : il doit concourir à l'assainissement de la pièce, en provoquant des courants par les ouvertures pratiquées aux fenêtres ou ailleurs, et en emportant aussi par son tuyau une certaine quantité d'air; mais, pour donner de bons résultats sous ce rapport, il faut qu'il fonctionne bien et qu'il soit suffisamment chauffé. Si alors la température de la salle s'élève trop, on la ramène au degré normal en élargissant les trous ventilateurs, de manière à introduire une plus grande quantité d'air frais. Avec cette précaution, un excès de feu ne peut être que très utile, puisqu'il assainit l'école sans y répandre trop de chaleur.

Faisons pourtant observer que les poêles dont on se sert généralement dans les écoles des campagnes et de la plupart des petites villes, répartissent la chaleur d'une manière trop inégale, pour qu'une grande activité de combustion puisse produire tous les bons effets qu'on aurait droit d'en attendre. En les chauffant beaucoup, et en provoquant en même temps de forts courants d'air, on aurait toujours une température un peu trop élevée dans le centre de la salle, et trop basse aux extrémités.

On conçoit qu'il n'en serait pas ainsi avec les calorifères dont j'ai parlé précédemment; car ils répandent à peu près partout la même chaleur. Si l'on y fait un plus grand feu, on accélère les courants d'entrée et de sortie; si, en même temps, on a soin d'élargir ces courants, l'air passe plus vite et en plus grande quantité entre les enveloppes des poêles, et il n'a pas le temps d'y prendre une trop grande somme de calorique ; il s'en suit qu'on assainit parfaitement l'atmosphère de la pièce, sans donner lieu à une chaleur considérable. Il faut pourtant faire attention qu'un chauffage excessif pourrait communiquer à l'air une mauvaise odeur.

Quelquefois, par économie ou pour remplacer un fourneau invalide, les instituteurs, et plus souvent les institutrices se servent d'une chaufferette remplie de braise allumée : ce système de chauffage, fort égoïste d'ailleurs, est dangereux dans une chambre, même pour ceux qui n'en profitent pas ; car la braise dégage différents gaz délétères, notamment de l'acide carbonique. De pareils meubles ne doivent jamais paraître dans une salle d'école ; on ferait même bien de ne s'en servir nulle part. Un cruchon ou tout autre vase rempli d'eau chaude et bien bouché serait toujours préférable ; il donnerait plus de chaleur, et n'offrirait aucun danger soit pour le feu, soit pour l'asphyxie. Ce petit changement pourrait faire cesser des migraines, et d'autres incommodités dont on est loin de soupçonner la cause.

Quelques instituteurs pourraient être tentés d'utiliser le feu de la classe pour le compte de leur cuisine, et d'y faire cuire de la soupe, des pommes de terre ou d'autres substances : je les engage à s'en abstenir, car les vapeurs qui s'échapperaient des marmites, seraient pour la salle une nouvelle cause d'humidité. D'ailleurs il ne faut pas que l'école soit autre chose qu'une école, et, en ceci, comme en tout le reste, les maîtres doivent s'y interdire toute distraction susceptible d'interrompre les soins exclusifs qu'ils doivent à l'éducation de leurs élèves.

§ IV. — *Des Punitions.*

En punissant, les instituteurs doivent avoir un seul but et l'avoir toujours : c'est de convertir, d'améliorer, de moraliser les enfants, en un mot de de les porter au bien. Le maître doit donc se garder de recourir à ces corrections brutales qui ressemblent plutôt à une vengeance personnelle, qu'à un acte de justice et de charité. Ces châtiments compromettent souvent la santé de ceux qui les reçoivent, sans améliorer leur état moral ; ils affaiblissent l'autorité de ceux qui les infligent ; ils excitent chez les élèves la colère, la haine et la rancune, sentiments qui s'étendent ordinairement aux familles, et qui attirent aux instituteurs des ennemis acharnés; car les parents, même ceux qui maltraitent, qui brutalisent leurs enfants, ne pardonnent pas facilement aux maîtres les moindres voies de fait.

D'ailleurs un moment d'emportement, le plus léger acte de promptitude amène quelquefois des suites très graves, et pour l'instituteur et pour l'élève. En donnant un soufflet à un enfant, en le poussant même très faiblement, on peut le faire tomber sur un corps dur, sur l'angle d'une table ou d'un banc, et occasionner une contusion dangereuse. On a vu des fractures, on a vu la perte d'un œil résulter de pareils accidents.

Dans le jeune âge, les oreilles sont sujettes à plusieurs maladies ; souvent elles sont le siége d'excoriations plus ou moins vives, plus ou moins étendues, et dont les maîtres ignorent ordinairement l'existence. Alors une faible traction, un froissement peu considérable peuvent causer beaucoup de douleur dans ces organes, et ranimer un mal qui tendrait à s'éteindre. On ne nuit pas moins en tirant les cheveux, car on exaspère nécessairement les feux et les autres maladies qui existent fréquemment sur la tête des enfants; on pourrait même, par-là, faire naître ces affections chez les sujets qui y seraient prédisposés.

Je sais que très souvent, lorsqu'un instituteur a exercé quelque léger acte de sévérité sur un élève, les parents attribuent à ce mode de correction toutes les indispositions, toutes les maladies qui peuvent survenir à ce dernier, quand même elles dépendraient évidemment de causes bien différentes; mais c'est une raison de plus pour que les maîtres agissent avec prudence et modération, et qu'ils se comportent de manière à éloigner même l'ombre d'un mauvais traitement.

Les punitions doivent être variées et choisies, non-seulement selon l'âge et la constitution morale des élèves, mais aussi selon leur constitution physique : il y aurait, par exemple, de l'inhumanité à faire tenir à genoux, pendant un temps un peu long, un enfant débile et convalescent; ce serait de la barbarie, si l'élève avait aux genoux quelque infirmité douloureuse.

Les instituteurs qui quelquefois punissent leurs élèves en les enfermant dans de petites prisons, ne doivent pas oublier ce que nous avons dit en parlant de la quantité d'air nécessaire à la santé de l'homme. D'ailleurs ces moyens de réclusion ne seraient utiles qu'autant que les élèves y seraient bien logés, et qu'ils pourraient s'y livrer à l'étude; mais il vaudrait beaucoup mieux ne pas s'en servir, s'ils étaient humides, mal aérés et mal éclairés.

§ V. — *Des Besoins et des Indispositions des écoliers.*

Il arrive assez souvent que des élèves abusent des permissions qui leur sont accordées pour aller aux lieux d'aisances, ou qu'ils s'y rendent sans aucune nécessité. Faut-il, pour remédier à un pareil abus, empêcher de sortir ceux qui en demandent la permission un peu trop souvent? Non certainement, car le maître ne sait pas, pour l'ordinaire, si les besoins sont réels ou simulés; et, contraindre la nature, si impérieuse dans le jeune âge, ce serait exposer la santé des enfants aux dangers les plus sérieux.

Le besoin d'uriner, s'il n'est pas satisfait, peut amener des maladies graves, telles que l'incontinence ou la rétention d'urine, l'inflammation de la vessie, et même la rupture de cet organe, accident toujours mortel. On voit des sujets qui, soit par maladie récente, soit par vice constitutionnel, sont forcés de rendre l'urine beaucoup plus fréquemment que les autres; une simple diarrhée peut aussi exiger qu'un enfant sorte plusieurs fois pendant la même classe. Aussi, quelque réitérées, quelque fréquentes que soient les demandes d'un élève sous ce rapport, on doit y souscrire, sauf à le surveiller, à le questionner, et à prendre, au besoin, des renseignements sur son compte.

Certains enfants sont fort ingénieux et fort adroits pour se procurer quelques heures de vacances, et les maîtres, ainsi que les parents, peuvent être dupes de leurs supercheries : il n'est pas rare d'en voir qui simulent assez bien les symptômes de la souffrance, quoiqu'ils n'aient pas d'autre maladie que la paresse. Il serait bon, dans l'intérêt moral de l'élève, qu'on sût à quoi s'en tenir sur sa prétendue maladie; car la paresse, le mensonge et la fourberie sont des vices qu'on doit chercher à détruire à tout prix dans le jeune âge : ce sont les racines du crime. Mais, avant tout, il faut être juste et ne punir qu'à coup sûr.

Si l'instituteur n'est pas bien convaincu que les enfants cherchent à le tromper, il doit agir comme s'ils étaient réellement malades, leur prodiguer les soins que leur état paraît réclamer, et, s'il est possible, les renvoyer immédiatement dans leurs familles. Après cela, il pourra, il devra même interroger les parents, et s'entendre avec eux pour s'assurer de la réalité de la maladie.

On conçoit combien serait blâmable un instituteur qui, poussé par des soupçons mal fondés, réprimanderait, punirait, et surtout maltraiterait un élève réellement malade. Une pareille conduite, dans le cas où l'état du sujet viendrait à s'aggraver, serait bien propre à indisposer toutes les familles contre le maître, et à lui attirer des désagréments sérieux.

Si l'on concevait des doutes sur la véracité des assertions de l'écolier, il y aurait un moyen de le corriger efficacement sans s'exposer à lui nuire : ce serait de décider les parents à l'astreindre au repos et à la diète : en agissant ainsi à l'égard des enfants, on guérirait toujours très promptement et sans retour une maladie simulée, et l'on s'opposerait souvent aux progrès d'un mal réel.

§ VI. — *Des Maladies contagieuses.*

Nous avons déjà vu que les enfants qui fréquentent les classes, peuvent être affectés de maladies susceptibles de se communiquer par contagion : ces maladies, nous les avons indiquées (*Voyez p.* 36); il nous reste à tracer aux instituteurs la conduite qu'ils doivent tenir pour en préserver, autant que possible, les enfants encore sains.

En thèse générale, les maîtres peuvent et doivent éloigner de l'école toute cause évidemment capable de nuire à leurs élèves : si donc il se trouve, parmi ceux-ci, quelques sujets qui, par leur présence, puissent causer aux autres un préjudice notable, il est de bonne justice qu'ils soient éloignés, jusqu'à ce que les raisons qui ont motivé cet acte de rigueur aient cessé d'exister.

A la vérité, l'instituteur ne peut pas toujours juger par lui-même si un individu est atteint de telle ou telle maladie; cependant il peut le savoir souvent, lorsqu'il s'agit d'affections contagieuses; car la connaissance de celles-ci est tombée en quelque sorte dans le domaine populaire. S'il n'a pas de certitude, il aura au moins des doutes, et alors il devra chercher à les éclaircir. Entrons dans quelques détails.

La gale est une maladie que tout le monde connaît, et qui se communique souvent aux familles par l'intermédiaire des maisons d'école. Il est donc du devoir des maîtres de visiter souvent les mains et les avant-bras des élèves, et d'examiner plus spécialement ceux chez lesquels ils pourraient soupçonner l'existence de cette affection.

Si des enfants se grattent souvent lorsqu'ils ont chaud, s'ils portent entre les doigts, ou à la face antérieure du poignet et de l'avant-bras, des vésicules, de petits boutons contenant pour la plupart un peu d'eau transparente, qui en sort facilement lorsqu'on les pique avec la pointe d'une aiguille ; si, en même temps, la peau de l'avant-bras présente de petites excoriations opérées par les ongles, le maître doit avoir de fortes raisons de croire que ces enfants sont galeux, et il faut leur refuser l'entrée de l'école, jusqu'à ce qu'ils aient apporté un certificat de médecin déclarant qu'ils sont guéris, ou qu'ils ne sont pas affectés d'une maladie contagieuse.

La teigne faveuse, maladie plus rare que la précédente, mais beaucoup plus grave, en ce sens qu'elle est plus difficile à guérir, doit être rangée aussi dans les affections contagieuses. Comme elle reste ordinairement fixée à la tête, elle se communique un peu plus difficilement que la gale : cependant, lorsqu'un enfant en est atteint, il la transmet souvent à ses frères, à ses sœurs et à ses camarades. Dans un bon nombre de villages, on ne trouve aucun cas de cette affection; mais, s'il en paraît un, il est rare qu'on n'en observe pas bientôt plusieurs autres. Un médecin distingué, Villan, qui s'est occupé spécialement des maladies de la peau, dit qu'il a vu, dans une école, un élève communiquer le favus à cinquante autres, dans l'espace d'un mois.

Il importerait donc d'éloigner aussi de l'école ceux qui seraient atteints d'un pareil mal. Il est assez rare que la voix publique ne les désigne pas ; d'ailleurs cette maladie a des caractères assez tranchés pour éveiller les soupçons de l'instituteur, et pour motiver de sa part des mesures de précaution. Siégeant habituellement sur la tête ; elle se décèle par des croûtes sèches fortement adhérentes, de couleur fauve ou jaunâtre, comme si elles avaient été saupoudrées avec de la fleur de soufre. Lorsque l'affection est récente, ces croûtes sont petites, arrondies, épaisses, relevées sur les bord et enfoncées en godet dans le centre ; mais, avec le temps, elles se réunissent et forment de larges plaques dans lesquelles on ne reconnaît plus la forme primitive.

Les deux maladies dont nous venons de parler n'ont qu'un seul moyen de transmission, le contact médiat ou immédiat ; aussi elles se propagent rarement au point d'avoir le caractère épidémique. Mais il n'en est pas ainsi des autres affections contagieuses, telles que la variole, la rougeole, la scarlatine, etc., etc. : celles-ci peuvent non-seulement se donner par le toucher, mais elles se communiquent aussi par l'air chargé d'émanations échappées des malades, et c'est pourquoi elles s'étendent souvent dans les villages avec une rapidité effrayante.

Toutes ces maladies sont graves et font assez souvent mourir, soit par elles-mêmes, soit par les complications qu'elles provoquent. La maison d'école en est souvent le point de départ ou le foyer de propagation. La concentration et l'humidité excessive de l'air, la production inévitable et l'accumulation de tous les éléments d'insalubrité qui peuvent provenir du local et des individus, le rapprochement des enfants, l'impressionnabilité de leurs organes, leur grande prédisposition à contracter les affections contagieuses, tout concourt, dans une classe, à faire naître, à fomenter et à étendre le mal.

Malheureusement, on a seulement l'éveil sur l'existence de ces fléaux épidémiques, lorsqu'ils ont déjà frappé plusieurs individus, et lorsque les germes virulents qui préparent l'invasion de la même maladie, circulent dans le corps d'un grand nombre de personnes. Alors il est un peu tard pour prendre des mesures préservatives ; pourtant il faut en prendre encore : il faut surveiller de plus près la tenue des écoliers, renvoyer immédiatement dans leurs familles tous ceux qui présentent les moindres symptômes d'indisposition, et ne reprendre les convalescents qu'après guérison bien confirmée. On maintiendra partout une très grande propreté ; on s'efforcera de détruire ou d'écarter les éléments d'insalubrité qui peuvent exister dans l'école ou dans son voisinage ; enfin on fera tout pour affermir la constitution des enfants encore sains, et pour éloigner d'eux les émanations contagieuses. C'est surtout alors qu'une ventilation large, régulière, incessante sera nécessaire.

Répétons encore ici que le camphre, les différents vinaigres, et tous ces aromates dont le charlatanisme a su tirer si bon parti pour son propre compte, à l'époque du choléra, ne peuvent être d'aucune utilité, dans une école, contre l'invasion et la transmission des maladies contagieuses. Il faut pourtant faire une exception en faveur du chlore : ce gaz a réellement la propriété de détruire la plupart des odeurs, et quoiqu'il ne soit pas bien prouvé qu'il exerce la même action sur ces éléments insaisissables par lesquels certaines maladies se transmettent d'un individu à un autre, il serait pourtant assez rationnel de l'employer quelquefois pour l'assainissement des salles de classe.

Ainsi, en cas d'épidémie, il serait bon de répandre dans l'école, plusieurs fois par jour, de petites quantités d'une dissolution légère de chlorure de chaux (environ 25 grammes de chlorure pour un litre d'eau). Il serait plus convenable encore de placer dans la pièce trois ou quatre vases, contenant chacun environ 50 grammes de la même substance délayée avec autant d'eau. Il ne faudrait pas que ce corps fût en trop grande abondance ; car il incommoderait les écoliers ; il suffit qu'il maintienne dans l'air une odeur très légère.

Du reste, en pareilles circonstances, il est du

devoir des instituteurs de recourir au comité local, et de réclamer son assistance pour les précautions sanitaires qui pourraient être au-dessus de la compétence du maître. Le comité, de son côté, devrait consulter les médecins, et faire exécuter dans l'école les mesures qui seraient conseillées par ces derniers.

Assez souvent les institutrices font, dans l'intervalle des classes et pendant la nuit, l'office de garde-malade, sans réfléchir que de pareils actes de dévouement peuvent amener la contagion dans l'école. Après avoir visité, touché, soigné et nettoyé un individu affecté d'une maladie contagieuse; après avoir séjourné long-temps près de son lit, elles ne peuvent pas entrer dans la classe sans y apporter, au moins dans leurs habits, des émanations échappées du patient; or ces émanations se répandront plus ou moins dans l'air de la salle d'école, et agiront sur les enfants les plus susceptibles de contracter la maladie dont elles constituent le germe.

Je ne prétends pas qu'on doive interdire aux instituteurs et aux institutrices toute communication avec les élèves atteints d'une des maladies dont je parle. Qu'ils donnent à un écolier, jusqu'à son lit de mort, des preuves de leur sollicitude, qu'ils le visitent même : certes, c'est une conduite très louable, mais encore elle ne sera louable qu'autant qu'elle ne pourra nuire à personne ; pour cela donc les visites seront courtes, peu fréquentes, et l'on aura soin de les faire sur le soir ou dans les jours de vacances, en sorte qu'il y ait beaucoup d'intervalle entre ces relations et les heures de classe; j'ajouterai encore une condition : c'est que les maîtres et les maîtresses ne se feront jamais accompagner par des élèves.

Dans les communes où les écoles de filles sont dirigées par des religieuses qui, en même temps, donnent des soins aux malades pauvres, il faudrait qu'en cas d'épidémie contagieuse, ces dames se partageassent l'ouvrage de telle sorte que celles qui s'occuperaient de l'école ne visitassent aucun malade, et que les autres n'entrassent jamais dans la classe.

On pourrait dire qu'il est bien inutile de prendre de pareilles mesures, lorsque la contagion est répandue dans la plupart des familles; mais, quand même elle serait partout, serait-ce une raison pour que ceux qui doivent veiller au salut de la jeunesse, contribuassent à lui nuire et à augmenter le mal par leur négligence?

CHAPITRE VI.

Quelques considérations hygiéniques concernant les Pensionnats annexés aux Écoles primaires.

Malgré tous les efforts qu'on pourra faire pour répandre dans les campagnes les moyens d'instruction, il y aura toujours des maisons isolées et des hameaux qui se trouveront trop éloignés des écoles pour pouvoir en profiter aisément. Les familles qui habitent ces localités, ne pourront jamais instruire passablement leurs enfants sans les mettre en pension dans une ville ou dans quelque village voisin. Mais ces gens, qui, en général, sont très économes et peu fortunés, n'aiment pas ou ne peuvent pas, à cause de la dépense, recourir aux institutions des villes. Si donc on veut faire pénétrer les bienfaits de l'éducation primaire parmi ces maisons écartées, dont le nombre est considérable dans certaines provinces, et principalement dans les contrées montagneuses, il faut favoriser l'établissement des pensionnats dans les villages, et ne pas montrer à l'égard des instituteurs qui demandent l'autorisation d'en former, des exigences propres à rendre la chose impossible.

Sans doute, un pensionnat, quelque peu important qu'il soit, doit offrir des garanties suffisantes sous le rapport moral et sous le rapport sanitaire ; et, pour cette raison, il exige de la part de l'autorité une attention toute spéciale. Ici les devoirs du maîtres sont augmentés, agrandis, comme ses attributions ; il devient en quelque sorte la providence de ses pensionnaires : la classe, les repas, les récréations, le sommeil, tout doit être réglé, surveillé et dirigé par lui, et, s'il dirige mal, il expose l'avenir moral et physique des jeunes gens qui lui sont confiés. Si donc un instituteur qui demande à établir un pensionnat, n'a pas une conduite exemplaire, s'il y a dans sa famille des éléments de désordre, s'il manque de zèle et d'intelligence, si sa maison est insalubre, si surtout les dortoirs sont humides, mal aérés et trop peu spacieux pour le nombre de lits qu'ils doivent contenir, il faut refuser l'autorisation demandée.

Cependant, comme je l'ai déjà dit, et dans l'intérêt même physique de la jeunesse, il ne faudrait pas se montrer trop difficile en ce qui concerne l'hygiène ; car, dans les localités où l'on n'aurait pas voulu permettre l'érection d'un pensionnat, il ne se trouverait pas moins assez souvent des élèves étrangers qui seraient logés, et quelquefois entassés en nombre plus ou moins grand dans des maisons particulières, maisons qui échapperaient à la surveillance du maître et au contrôle de l'autorité, et qui n'offriraient, pour l'ordinaire, aucune des garanties soit morales, soit sanitaires qu'on aurait pu rencontrer chez l'instituteur, en montrant un peu de tolérance à son égard.

Je n'entrerai pas ici dans tous les détails hygiéniques qui pourraient se rattacher au sujet : cela me conduirait trop loin; je m'occuperai seulement des dortoirs, qui sont la partie la plus importante d'une pension, et auxquels la plupart des règles que j'ai établies pour la construction des salles d'école, ne sont pas applicables.

Il n'y a rien de plus dangereux, de plus pernicieux pour la santé des jeunes gens qu'une chambre à coucher très humide. C'est bien certainement à cette cause, si répandue partout, et si puissante dans la classe peu aisée des villes et des campagnes, qu'il faut attribuer une bonne partie des infirmités et des maladies, même héréditaires, qui affectent l'espèce humaine. Or les appartements dont l'aire est à fleur du sol, offrent toujours une humidité plus ou moins grande, et ils ne conviennent nullement pour des dortoirs; il faut que ceux-ci occupent le premier étage, ou que, du moins, ils soient à un bon mètre au-dessus de toutes les parties du terrain qui entoure la maison.

On conçoit que des chambres spécialement destinées à un service de nuit n'exigent pas, comme les salles d'école, une lumière fort abondante; au contraire, des fenêtres grandes et nombreuses y seraient plus nuisibles qu'utile; car elles gêneraient dans la disposition des lits, et rendraient les appartements trop froids pour l'hiver. L'essentiel est que ces ouvertures, ainsi que les portes, soient placées de manière à faciliter le renouvellement de l'air.

Si l'on réfléchit que les élèves restent enfermés dans leurs dortoirs pendant neuf heures au moins, c'est-à-dire trois fois aussi long-temps que dans les salles d'école; qu'alors les portes et les fenêtres sont closes, au moins en hiver; si, d'un autre côté, l'on fait attention qu'il faut près de huit mètres cubes d'air par heure à chaque individu, pour que la respiration s'effectue dans de bonnes conditions, on concevra que les appartements dont nous nous occupons doivent offrir beaucoup d'étendue, ou bien qu'ils doivent compenser le manque d'espace par un appareil de ventilation sur lequel on puisse compter. Mais, pour les petits pensionnats de la campagne, on ne peut pas exiger ce dernier mode d'assainissement avec tous les perfectionnements nécessaires; d'ailleurs les meilleurs moyens d'aération y seraient souvent assez mal dirigés pour être infructueux; ici donc, c'est principalement à l'espace qu'il faut s'en rapporter pour obtenir dans les dortoirs une atmosphère passablement pure.

Cependant, pour déterminer dans les chambres à coucher l'étendue strictement nécessaire à la santé des élèves, il ne faudrait pas prendre à la lettre la mesure de huit, ni même de six mètres cubes d'air par heure pour chaque individu, principalement en ce qui concerne les appartements destinés à recevoir un petit nombre de sujets ; car il importe peu qu'une personne ait en se couchant toute la quantité d'air qui lui est nécessaire pour sa nuit (6 à 8 mètres par heure), ou que cette quantité lui arrive successivement pendant son sommeil ; or, à supposer que de petits dortoirs n'aient ni appareils, ni trous spécialement destinés pour l'aération, ils offriront au moins dans les fenêtres, autour des portes, dans les rainures des planchers, quelques jours, quelques fissures propres à laisser passer une certaine quantité d'air ; et, comme pendant la nuit la température d'une chambre à coucher diffère toujours plus ou moins de celle du dehors et des autres pièces du logis, la ventilation tendra à s'y opérer en tout temps ; alors, quelque faibles que soient les courants d'air, ils produiront un certain effet dans une chambre contenant peu de monde.

Ainsi, en tenant compte des observations précédentes, je crois qu'on pourrait fixer à seize mètres cubes par individu le minimum de capacité d'un dortoir destiné à contenir moins de cinq lits. On élèverait ensuite ce minimum d'un mètre de plus par élève : par exemple, pour cinq lits, il faudrait cinq fois dix-sept mètres cubes ; pour six lits, six fois dix-huit mètres, et ainsi graduellement jusqu'à quinze fois vingt-sept mètres cubes pour une salle qui devrait renfermer quinze sujets.

Pour un nombre plus considérable de pensionnaires (chose bien rare dans un école de village), on ne porterait pas la capacité à plus de 27 mètres cubes par individu; mais on rendrait obligatoire un bon système d'aération*. On pourrait même

* Dans les dortoirs des grands pensionnats, des colléges, etc., une cheminée d'appel mise en jeu par un réchaud ou par un petit poêle, comme on l'a vu page 72, conviendrait parfaitement. En y allumant une seule fois, dans le milieu de la nuit, un combustible qui, comme le coke, se consume lentement, on renouvellerait suffisamment l'atmosphère de la pièce, pourvu qu'on eût soin de faire arriver l'air pur dans la salle par l'extrémité opposée à la cheminée d'appel.

Dans les saisons très froides, il serait même possible d'élever à peu de frais la température de l'air qui devrait s'introduire dans le dortoir : pour cela. il suffirait, je pense, de faire passer cet air autour d'un vase de fer-blanc ou de fonte, bien fermé, de la capacité de 100 litres au moins, rempli d'eau très chaude et entouré d'une enveloppe métallique comme celle des calorifères dont nous avons parlé page 70, enveloppe qui emprisonnerait l'air, et le rendrait à un large tuyau destiné à le conduire dans le dortoir par un trajet aussi court que possible. On sait que l'eau chaude enfermée dans un vase qui en empêche l'évaporation, se refroidit très lentement; or, il est probable que l'appareil indiqué plus haut fournirait de l'air tiède aussi long-temps au moins que fonctionnerait une cheminée d'appel dont le combustible ne serait pas renouvelé : si donc, après cela, les courants étaient interrompus, le dortoir conserverait une température douce jusqu'au lever des élèves. Après tout, je ne sais pas ce qu'en dirait l'expérience.

aussi, par surcroît de précaution, exiger que les petits dortoirs fussent mis en communication avec un corridor, un grenier ou toute autre partie saine et non habitée de la maison.

Il importe peu que les petits dortoirs soient d'une hauteur plus ou moins grande : l'acide carbonique qui s'y dégage par la respiration, se répand à peu près dans toutes les parties de la salle, et, s'il avait de la tendance à se séparer de l'air pur, il occuperait de préférence la partie inférieure du local; car on sait qu'il est plus lourd que les autres gaz atmosphériques; ainsi, dans ce dernier cas, il y aurait avantage à augmenter la surface des chambres à coucher aux dépens de leur hauteur.

Il faut d'ailleurs faire observer que, dans les campagnes, on trouve peu de maisons dont les appartements présentent plus de trois mètres d'élévation, et qu'on rendrait les pensionnats primaires excessivement rares dans certaines provinces, si l'on y exigeait, pour les dortoirs, une hauteur plus considérable. Il vaudrait donc mieux ne rien spécifier à cet égard.

En fixant la capacité des chambres à coucher à un minimum peu considérable, j'ai un peu compté sur les précautions que prendraient les maîtres pour suppléer au manque d'espace par quelque moyen facile d'aération.

Ainsi, lorsqu'un dortoir communique par une

porte avec une chambre voisine, si cette chambre est saine, inhabitée pendant la nuit, et assez grande pour doubler à peu près la masse d'air, il faudra, en toute saison, laisser la porte de communication largement ouverte. On pourrait aussi, en agissant de la même manière, profiter du voisinage d'un vaste corridor.

Quand on est privé d'une pareille ressource, ou bien lorsqu'elle est insuffisante, on doit chercher à faire arriver l'air de toute autre partie du logis, par deux ou trois larges ouvertures pratiquées dans les portes et dans les cloisons ou les murs. On pourrait également percer au milieu du plafond un soupirail qui s'ouvrirait au grenier par un tambour criblé de trous à sa circonférence.

En été, on entr'ouvre quelquefois, pour la nuit, les fenêtres des chambres à coucher : cette précaution est bonne si l'on habite une localité élevée ou du moins saine, éloignée des marais et peu sujette aux fièvres intermittentes; mais, en agissant ainsi dans un pays très humide, on s'exposerait grandement à contracter la fièvre ; car l'action des miasmes des marais, peu marquée dans le milieu du jour, est beaucoup plus à craindre quand le soleil se trouve sous l'horizon.

Il est bien inutile, je pense, de faire observer aux instituteurs qu'ils ne doivent jamais se permettre de placer dans les dortoirs des réchauds allumés, des odeurs fortes, etc., etc. : ce serait exposer non-seulement la santé, mais aussi la vie de leurs pensionnaires.

Aussitôt que les élèves sont levés, et en toute saison, il faut ouvrir les fenêtres du dortoir ; on doit les laisser ouvertes pendant une heure au moins en hiver, beaucoup plus long-temps dans les autres époques de l'année, et à peu près tout le jour en été. La propreté, une propreté excessive est de rigueur ici : dès le matin on refera les lits, et les chambres seront balayées avec beaucoup de soin, c'est-à-dire balayées autrement qu'elles ne le sont par les ménagères des campagnes.

APPENDICE.

CHAPITRE Ier.

Dangers de l'étude et du séjour dans les Écoles pour les Enfants trop jeunes. — Utilité des Salles d'asile.

Le goût de l'instruction, si peu prononcé dans certaines familles, est poussé dans d'autres à un excès non moins déplorable : ainsi l'on voit, principalement dans la classe aisée des villes, un bon nombre de pères et de mères qui tiennent à faire des savants précoces, et qui, pour cela, envoient à l'école des enfants à peine sortis des bras de leurs nourrices. Il peut se faire que, dans bien des cas, cette conduite des parents soit dictée par l'amour paternel le plus pur, c'est-à-dire, par le seul désir de mieux soigner l'éducation intellectuelle de leurs fils ou de leurs filles, et de procurer à ceux-ci un avenir plus brillant et plus avantageux; mais souvent aussi cette manière de faire des génies de quatre ans part d'un sentiment d'orgueil et d'égoïsme : on agit alors comme ces jardiniers amateurs qui, pour avoir des raretés capables de leur attirer les éloges des curieux, tiennent beaucoup moins à obtenir de belles fleurs ou de bons fruits, qu'à les faire paraître avant la saison fixée par la nature. Mais, quelles que soient les vues des parents, une pareille méthode d'éducation n'est pas moins mauvaise : elle ne donne ni plus de science, ni plus d'intelligence ; souvent elle en donne moins, et elle compromet à peu près toujours la santé des enfants.

Quel savoir peut-on obtenir d'un sujet qui n'a pas encore la raison ? Dira-t-on que l'étude fera venir cette raison? Eh bien! tant pis; car ces intelligences précoces, ces intelligences de serre chaude sont de mauvais augure.

On dit souvent dans le peuple que tel ou tel enfant ne vivra pas, parce qu'il a trop d'esprit : certes, cette assertion n'est pas sans quelque fondement : en pareil cas, les organes cérébraux jouissent d'une trop grande activité, et, par cela même, ils s'enflamment facilement ; aussi les maladies du cerveau et de ses annexes, maladies excessivement graves, sont très fréquentes dans le jeune âge, principalement chez les sujets qui se distinguent par une intelligence précoce ; or, en faisant travailler trop tôt les mêmes organes, on en augmente, on en exaspère en quelque sorte l'activité, par conséquent on les prédispose aux mêmes affections et aux mêmes dangers.

Ce petit être qui lit sur un livre plus ou moins gros, qui sait son Corbeau, sa Cigale et toutes les farces du Renard, enfin qui possède assez de gentillesses littéraires pour ennuyer tout le monde, excepté ses parents, est sans doute un génie à côté de celui qui n'a encore rien appris; mais, en résumé, ce grand savoir, dont le père et la mère sont orgueilleux et toujours prodigues, donne seulement à leur nourrisson, sur son ignorant camarade, la supériorité qu'un perroquet de salon aurait sur ses frères du désert. Et cette science de mots, l'enfant l'a acquise aux dépens de sa constitution et, par fois, aux dépens de son intelligence même; car il n'est pas rare de voir de pareils prodiges, tomber, un peu plus tard, dans une nullité intellectuelle complète.

Le cerveau n'est que l'agent du principe spirituel et pensant; mais il en est l'agent indispensable : l'un ne peut rien sans l'autre, et un individu ne se distinguera jamais par les facultés de l'âme, si les organes cérébraux n'acquièrent pas chez lui un développement régulier et complet : or une application prématurée s'oppose à ce développement, et amène en quelque sorte l'atrophie du système intellectuel. La raison d'un enfant est comme une lampe qui vient d'être allumée : le moindre souffle l'éteint.

Il est vrai que l'entendement, de même que toutes

les fonctions du corps, se fortifie par un exercice convenable; mais, dans le bas âge, l'étude n'est pas un exercice innocent : c'est un travail, c'est une contrainte, et il n'en faut point à l'enfant. Laissez sa frêle intelligence, ainsi que ses membres délicats, s'ébattre librement dans les amusements qui lui plaisent : c'est le seul exercice capable de développer son corps et son esprit. En voulant obtenir de lui ce qui n'est pas de son âge, vous amenerez la fatigue, l'affaiblissement, l'épuisement, et vous ferez de lui ce qu'on fait d'un trop jeune arbre qu'on tourmente pour en obtenir des fruits : il dépérit d'autant plus que ceux-ci sont plus beaux et plus nombreux, et, en peu d'années, il succombe, ou bien il se développe mal, et ne donne plus tard que de rares et mauvais produits.

Sans doute, ce n'est pas toujours pour faire des savants qu'on envoie les enfants si jeunes à l'école : on ne voudrait pas leur fatiguer la tête, on ne tient même pas à ce qu'ils s'instruisent; on cherche seulement à s'en débarasser; mais, pour vous en débarasser, pour vous procurer l'égoïste satisfaction de ne les avoir pas à votre charge, vous mettez leur frêle constitution en lutte avec les éléments les plus capables de la détériorer. Qu'y a-t-il de plus mauvais pour eux que la privation du grand air, le manque de lumière, le repos forcé et prolongé, et cette vie d'automate qui est de rigueur dans une école, et qui cadre si peu avec la pétulance du jeune âge.

Quelque saine que soit une salle de classe, l'air n'y vaudra jamais celui qu'on respire dans un jardin, dans une cour, et même dans une maison bourgeoise passablement tenue. Dans une école, la discipline veut que tous les élèves soient calmes et tranquilles sur leurs bancs, et, pour un sujet de trois à six ans, c'est une contrainte beaucoup trop forte, c'est une contrainte nuisible; car, à cet âge, il faut du mouvement, il en faut sans cesse, et en plein air, et en face du soleil.

Nos ancêtres, ces vigoureux gaulois, devaient la solidité de leur constitution aux exercices du corps, et à la vie des campagnes et des camps. Chez eux, bien élever les enfants, c'était les rendre forts, hardis, robustes, agiles, infatigables. Ils se trompaient, sans doute, puisqu'ils négligeaient la principale force de l'homme, l'intelligence et le savoir. Mais nous, en voulant tout donner à l'esprit, nous ruinerons le corps et nous finirons par détériorer l'un et l'autre; car l'affaiblissement de la constitution amènera aussi la dépression des facultés de l'ame.

Que les cultivateurs, que les ouvriers, que les pauvres envoient leurs petits enfants à l'école pour pouvoir se livrer plus librement au travail, cela se conçoit : c'est presque une nécessité; mais ce n'est pas moins un mal et pour les enfants et pour l'école.

A la rigueur, on ne devrait y recevoir que des sujets assez âgés, assez raisonnables pour profiter de l'instruction, et pour ne pas déranger ceux qui sont capables de se livrer utilement à l'étude; car c'est à ces derniers que l'instituteur doit tout son temps, toute son attention.

Il serait cependant permis d'admettre les enfants en bas âge dans les écoles des petites localités, mais seulement pour la saison des principaux travaux de la campagne. Alors les classes sont presque désertes, et l'on pourrait sans inconvénient les transformer en salles d'asile. Ce serait même le moyen d'y attirer un certain nombre d'écoliers plus âgés; car il y en a plusieurs qui n'ont pas d'autre occupation que de garder les enfants au logis, et qui, pour la plupart, accompagneraient ceux-ci à l'école, dans le cas où l'on y recevrait les sujets âgés de plus de deux ans. Encore, en cela, les instituteurs ne devraient rien faire sans la permission des autorités compétentes; mais je ne conseillerais pas à ces dernières de se montrer trop faciles : il y a des salles de classe qui sont trop malsaines pour qu'on puisse jamais y tolérer l'admission des enfants qui ne sont pas encore en âge de profiter des leçons du maître.

Dans les gros villages et dans les petites villes, les salles d'école contiennent toujours, même en été, un bon nombre d'élèves, et ce serait y introduire le désordre, que d'y permettre la présence d'individus âgés seulement de trois ou quatre ans. Dans de pareilles localités, il faut nécessairement des salles d'asile. Il en faudrait au moins dans toutes les communes dont la population agglomérée s'élève à plus de mille âmes. Si ces établissements étaient ainsi répandus, s'ils étaient partout vastes, sains, bien organisés, bien dirigés, ils feraient aux classes ouvrières un bien immense, et contribueraient puissamment à l'amélioration de la société.

Par les salles d'asile, la jeunesse se trouverait en quelque sorte, dès la naissance, sous la surveillance et sous la tutelle de l'État; les enfants du pauvre, soustraits à toutes les causes d'insalubrité qui se trouvent accumulées dans sa triste demeure, pourraient acquérir une meilleure constitution; mieux surveillés, ils échapperaient à la plupart des dangers qui naissent de l'abandon dans lequel on les laisse; on ne verrait plus aussi fréquemment ces accidents terribles qui font frissonner toutes les mères, la mort par combustion, le martyre d'un enfant qui se débat en vain et souvent sans secours dans ses habits enflammés.

Quelle amélioration les salles d'asile n'apporteraient-elles pas dans l'éducation morale des enfants du peuple? N'enlèveraient-elles pas ces ames encore pures à la contagion des mauvais propos, des mauvais procédés, des mauvais exemples, si fréquents dans les familles, et si pernicieux pour un âge qui fait tout par imitation? Elles contribueraient aussi aux progrès de l'éducation primaire; car elles permettraient aux parents d'envoyer en classe beaucoup de jeunes gens, surtout des jeunes filles, qui restent à la maison pour garder, et garder fort mal leurs sœurs ou leurs frères moins âgés.

Je prévois une objection : on dira que les salles d'asile offriraient, sous le rapport de l'hygiène, à peu près tous les inconvénients que j'ai signalés pour les écoles; mais on se tromperait grandement : dans les premières, les enfants ont de larges récréations et beaucoup de liberté; ils s'exercent et s'amusent, chacun selon ses forces et selon ses goûts, et ces jeux, ces exercices ont toujours lieu dans une cour ou dans un jardin, lorsque le temps le permet.

CHAPITRE II.

De la Variole ou Petite-Vérole, et de la Vaccine.

Une maladie meurtrière et éminemment contagieuse ravageait le monde depuis plus de douze siècles*; pénétrant partout où vivait la race humaine, traversant les mers, franchissant toutes les barrières que la nature oppose à d'autres affections, elle attaquait l'homme dans tous les climats, frappait tous les peuples, toutes les races, toutes les conditions, et s'acharnait à la jeunesse, sans épargner toujours le vieillard décrépit, ni même l'enfant dans le sein de sa mère. Peu de mortels parcouraient leur carrière sans en être atteints, et il s'écoulait peu d'années sans que ce fléau répandît l'épouvante et le deuil sur les mêmes populations. On avait tout à craindre de cette terrible affection; car elle ôtait

* Suivant un manuscrit arabe de la bibliothèque de Leyde, la variole aurait pris naissance en Arabie, et s'y serait montrée, pour la première fois, en 572, à l'époque de la naissance de Mahomet. Un peu plus tard, en 640, elle passa en Égypte avec les Sarrasins, qui bientôt l'apportèrent en Europe.

souvent ou la vie, ou la santé, et, chez les plus heureux, la beauté, à laquelle on attache tant de prix, subissait presque toujours des dégradations plus ou moins grandes.

On se fera une idée des dévastations épouvantables de cet agent destructeur, quand on saura qu'il enlevait tous les ans à la France au moins 60,000 citoyens; que, tous les ans, plus de quatre cent mille tombes s'ouvraient en Europe pour recevoir les victimes qu'il avait faites. Aussi, que n'aurait-on pas donné pour être préservé d'un pareil mal? avec quels transports n'aurait-on pas accueilli le mortel qui serait venu dire, les preuves en main? « J'ai trouvé le moyen, un moyen facile et sûr de mettre l'espèce hûmaine à l'abri des atteintes de la petite-vérole. «

Eh bien! ce mortel s'est trouvé: sur la fin du siècle dernier, en 1798, le fameux JENNER, médecin anglais, fit connaître la vertu préservative du cow-pox*. Cette grande et utile découverte, déjà

* La vaccine, originairement observée sur les vaches, était connue depuis plus d'un siècle, dans quelques provinces de l'Angleterre, sous le nom de cow-pox (variole de vache), lorsque le docteur Ed. JENNER, chargé d'inoculer la variole dans le comté de Glocester, en 1775, fut surpris de rencontrer un certain nombre d'individus chez lesquels l'insertion du virus ne produisait aucun effet, bien qu'ils n'eussent pas eu précédemment la variole. Il apprit alors que, suivant une tradition populaire, déjà fort ancienne dans le pays, tous ceux qui, en trayant les vaches, avaient accidentellement gagné le cow-pox, n'étaient jamais atteints de la petite-vérole. Méditant sur un tel phénomène, et désireux d'en pénétrer la cause, JENNER

soupçonnée par d'autres, mit l'Europe en émoi, et en peu d'années la vaccine fit le tour du monde. Grâce à sa bienfaisante intervention, les épidémies de variole devinrent bientôt plus rares et moins meurtrières ; mais, à mesure qu'elles diminuèrent, on vit aussi diminuer la frayeur qu'elles avaient inspirée : moins générale, la maladie parut moins dangereuse ; contre un danger en apparence moindre, on prit moins de précautions, et le préservatif de la petite-vérole fut un peu négligé.

Comme bien d'autres découvertes plus ou moins utiles, le cow-pox rencontra des incrédules et même des détracteurs ; mais l'évidence était trop grande pour ne pas convaincre tous les gens éclairés. Malheureusement l'ignorance n'écoute pas aussi facilement la voix de l'expérience et de la raison : tous les préjugés opposés à la vaccine se réfugièrent et prirent racine dans le peuple ; le puissant préservatif de JENNER passa au tamis scientifique des commères : les unes le trouvèrent inutile, les autres, dangereux, et, à la fin, on le rendit responsable de toutes les maladies qui peuvent survenir aux enfants. Aussi, bien des familles, soit par crainte, soit par indiffé-

se livra dès ce moment à des recherches multipliées sur le cow-pox.... Ce ne fut qu'après avoir répété des expériences de diverses manières et à plusieurs reprises, qu'il publia, en 1798, son ouvrage intitulé : *Recherches sur les causes et les effets du cow-pox ou variole vaccinale.* (Dictionnaire de médecine en vingt-un volumes, article vaccine, par GUERSENT.)

rence, ne se soumirent pas à la vaccination, et la petite-vérole, qui aurait dû disparaître de la terre, trouvant encore quelque aliment dans les populations, y fit plusieurs retours offensifs et emporta de nouvelles victimes.

Maintenant encore, on trouve dans le peuple la même indifférence, et quelquefois une véritable aversion pour la vaccine. Les préjugés qui s'opposaient à sa propagation, subsistent encore, et souvent on les rencontre chez des gens qui sont loin de passer pour des ignorants; il semble même que, depuis un certain nombre d'années, ils aient pris une nouvelle force et une plus grande extension. Après cinquante ans d'épreuve, on voit renaître des doutes sur la question fondamentale, sur l'utilité même de la vaccination. On dit et l'on répète, et bien des gens finissent par croire que le vaccin ne préserve que très peu de la petite-vérole; on prétend que les exemples de variole sont très fréquents chez les vaccinés, etc., etc. Mais ces allégations sont-elles fondées? la vaccine a-t-elle perdu sa vertu préservative? peut-elle, comme on le dit aussi, occasionner ou transmettre différentes maladies? C'est ce que nous allons examiner.

§ I. — *Jusqu'à quel point la vaccine préserve-t-elle de la petite-vérole?*

Disons d'abord qu'il ne suffit pas d'avoir été vacciné pour jouir du bénéfice de l'opération : il faut nécessairement que celle-ci soit suivie d'une éruption, et que, de plus, cette éruption soit de bonne nature. Or, les pustules résultant de la vaccination ne sont pas toutes préservatives, et le public peut facilement s'y tromper *. Bien des individus, parmi ceux dont l'éruption vaccinale n'a pas été surveillée

* La fausse vaccine ou pseudo-vaccine commence dès le lendemain et quelquefois le jour même de l'inoculation, par une petite dureté applatie et d'un rouge pâle ; à partir du deuxième jour, et toujours avant le cinquième, il se forme sur les piqûres un bouton irrégulier, de forme conique, dans lequel se trouve un peu de matière jaunâtre qui, en se desséchant bientôt, prend l'aspect de la gomme. On voit encore, mais plus rarement, d'autres variétés de faux vaccin.

Dans la vraie vaccine, le travail ne commence aux piqures qu'à partir du troisième, du quatrième ou même du cinquième jour. Vers le septième, les boutons sont applatis, de couleur un peu argentée, légérement déprimés au centre, et entourés d'un petit cercle rouge qui augmente, ainsi que les pustules, jusqu'au onzième jour. A partir de ce dernier terme, le centre des boutons se couvre d'une croûte brune, qui devient plus large et plus épaisse les jours suivants ; bientôt la dessiccation est complète, et la croûte tombe vers le vingtième jour, laissant à la place qu'elle occupait une cicatrice, une empreinte prononcée et permanente. Ces cicatrices, arrondies, pointillées, gauffrées, caractérisent assez bien une vaccination efficace ; mais si au bout de quelques mois, et même après plusieurs années, elles ne paraissaient plus, il faudrait se défier de la validité de l'opération, et il serait prudent de se faire vacciner de nouveau.

par des hommes compétents, croient, sur la parole de leurs nourrices, qu'ils ont eu une bonne inoculation, tandis qu'il n'en est rien : l'invasion de la variole, chez ceux-là, ne prouverait donc rien contre l'efficacité du vaccin en général ; car ils n'ont eu qu'une fausse vaccine, et doivent être rangés dans le nombre des non vaccinés.

Dans les mémoires volumineux qui ont été envoyés à l'académie des sciences de Paris pour le grand prix de vaccine, et qui ont été analysés par M. Serres en mars dernier, on trouve des statistiques qui embrassent un grand nombre d'années, et qui sont basées sur des milliers de faits recueillis dans toute l'Europe ; or, d'après ces faits, il est constant que la vertu préservative de la vaccine est toujours la même, qu'elle est complète, absolue pour la très grande majorité des vaccinés, en un mot, qu'elle est aussi efficace que la variole même.

A la vérité, les documents recueillis par les concurrents sembleraient, au premier abord, donner gain de cause aux détracteurs de la vaccine ; car ces documents prouvent que, dans les épidémies observées, la variole a affecté les individus vaccinés dans la proportion d'un bon tiers ; c'est-à-dire que, là où il y a eu seize cents cas de petite-vérole vraie ou fausse, on en a remarqué un peu plus de mille sur les individus qui n'avaient jamais été soumis à la vaccination ; tandis que près de six cents autres ont été observés sur des personnes qui avaient été vaccinées antérieurement.

Mais cette forte proportion de variole sur des sujets vaccinés est plus apparente que réelle ; car, en général, il y a dans la population au moins seize mille personnes vaccinées, pour mille qui ne le sont pas. Or, supposons qu'une épidémie de petite-vérole se déclare dans une ville de dix-sept mille habitants : elle affectera aisément la moitié des individus non vaccinés ; s'il y en a mille, ils offriront donc cinq cents cas de variole ; d'un autre côté, d'après les proportions établies par les statistiques du concours académique, les seize mille vaccinés donneront près de trois cents cas de petite-vérole. Il y aura donc chez les non vaccinés un malade sur deux, tandis qu'on en comptera tout au plus un sur cinquante-cinq parmi ceux qui ont été soumis à la vaccination.

Ce n'est pas tout encore : la variole, déjà si rare, comme on le voit, chez les vaccinés, se montre pour eux d'une bénignité remarquable : quand elle les touche, elle ne fait en quelque sorte que les effleurer, et sur cent qu'elle atteint, on trouve à peine un cas de mort. Elle agit autrement sur les malades qui ne portent pas le cachet de la vaccine, car elle en fait périr à peu près la sixième partie.

Ainsi, dans une ville supposée contenir dix-sept mille habitants, une épidémie grave de petite-vérole emporterait au moins quatre-vingt-trois individus sur mille qui ne seraient pas vaccinés ; tandis que, sur les seize mille qui l'auraient été, elle ferait mourir au plus trois ou quatre personnes. Mais, quand même elle en emporterait vingt, faudrait-il pour cela s'en prendre au vaccin? pense-t-on que, sur seize mille sujets, il n'y en ait pas au moins cent qui aient été mal vaccinés? et n'est-ce pas à ces vaccinations défectueuses et de nul effet, qu'on doit attribuer les cas de variole assez graves pour amener la mort?

D'un autre côté, il faut réfléchir que les calculs précédents se rapportent à des épidémies sérieuses, et qu'ils donnent, non pas la moyenne, mais bien le maximum du nombre des cas de variole survenus chez les vaccinés; que par conséquent ces cas se trouveraient réellement bien moins nombreux et plus rarement mortels, si l'on avait pu étendre les statistiques aux populations sur lesquelles la maladie a agi avec une faible intensité.

Ce qui induit le public en erreur concernant la fréquence de la variole chez les vaccinés, c'est que cette maladie offre plusieurs variétés qui, quoique assez distinctes soit par les symptômes, soit par la gravité, sont cependant généralement confondues, et passent toutes aux yeux du peuple pour de véritables petites-véroles. Les médecins ont trouvé dans ces variétés produites par la nature, deux catégories bien tranchées : dans l'une, qui est la faussevariole, varioloïde, etc., etc., et qui peut être considérée comme une petite-vérole mitigée, affaiblie, bâtarde, les pustules sont peu nombreuses, peu larges, et les marques qu'elles laissent, ce qui est d'ailleurs fort rare, sont en petit nombre et peu apparentes ; or, c'est cette varioloïde, et non la véritable variole, qu'on voit survenir chez quelques-unes des personnes qui ont été réellement vaccinées; et cette fausse petite-vérole est si peu grave, qu'elle force très rarement à garder le lit pendant plus de six ou sept jours.

Il n'en est pas ainsi de la véritable variole, ou variole des non vaccinés : celle-ci, à pustules larges, applaties, ombiliquées, plus ou moins nombreuses, souvent confluentes, dure de 15 à 50 jours; elle fait succomber au moins la septième partie, quelquefois plus du tiers des malades, tandis qu'elle estropie ou défigure une bonne partie des autres.

Dans les sept ou huit premières années qui suivent une bonne vaccination, l'on n'est sujet ni à la vraie, ni à la fausse petite-vérole ; mais, à mesure qu'on s'éloigne de cette époque, on est plus disposé à contracter la varioloïde, ou autrement, cette fausse variole attaque de préférence ceux qui sont vaccinés depuis 15, 20 ou 25 ans, et, en même temps, elle est quelquefois, chez ceux-ci plus forte, plus longue; en un mot, elle a des caractères qui se rapprochent un peu de ceux de la petite-vérole proprement dite, en sorte que, dans quelques cas, certains individus bien vaccinés sembleraient avoir réellement cette dernière maladie; mais, nous l'avons déjà démontré, ces cas sont excessivement rares; encore ils se déclarent pour l'ordinaire sur des personnes qui se sont grandement exposées à la contagion, soit en logeant avec des variolés dans des chambres malsaines, soit en couchant avec eux.

Un fait bien remarquable, et que tous les relevés statistiques ont mis en évidence, c'est que les personnes qui ont été vaccinées sont moins exposées à mourir de la petite-vérole que celles qui ont déjà eu une première fois cette maladie. Il y eut à Marseille, en 1828, une épidémie de variole qui enleva le quart des malades non vaccinés : sur deux mille personnes qui avaient déjà eu la petite-vérole, vingt furent affectés de nouveau, et il en périt quatre, et, sur trente mille individus vaccinés à différentes époques antérieures, vingt seulement moururent de variole confirmée ou de varioloïde grave : ainsi ceux qui avaient été vaccinés n'eurent qu'un mort sur quinze cents, tandis que ceux qui avaient déjà eu la petite-vérole, eurent un mort sur cinq cents. Oserait-on dire après cela que la vaccine est inutile? N'est-ce donc rien qu'elle préserve des dangers de la variole plus que la variole même? obtient-on souvent ici-bas des résultats plus positifs, plus certains, plus évidents?

La vaccine préserve donc de la petite-vérole; elle en préserve pour toujours, à part de très rares exceptions, et c'est à cause de ces exceptions, et de quelques cas de fausse variole, que la revaccination a été conseillée; mais elle serait bien moins nécessaire, si tout le monde était vacciné une bonne fois dès le bas âge; alors la petite-vérole, dont les épidémies débutent toujours par les non vaccinés, se trouverait sans aliment : on verrait tout au plus quelques cas rares et isolés de fausse variole, et ceux-ci n'offriraient presque jamais rien de sérieux; car la varioloïde n'emprunte ordinairement sa fréquence et sa gravité que de la violence des épidémies de véritable variole, dont elle est en quelque sorte l'accompagnement.

Cependant, il faut en convenir, contre un fléau tel que la petite-vérole, on ne peut pas prendre trop de précautions. La revaccination serait donc une chose fort utile, et ce qui le prouve, c'est que, dans les populations où elle est pratiquée depuis douze ou quinze ans (en Italie, en Prusse, dans le Wurtemberg), la variole et tous ses diminutifs ont cessé de se montrer.

Mais il est bon de faire observer que, chez les personnes qui ont plus de 35 ans, la revaccination serait superflue; car il est reconnu qu'au-delà de cet âge, les individus vaccinés, même une seule fois, sont à l'abri de toute éruption variolique, vraie ou fausse. Ainsi deux revaccinations pratiquées, la première dix ans et la seconde douze ans après l'inoculation précédente, peuvent suffire pour toute la vie ; encore la dernière serait probablement superflue : or, cette petite opération est si simple, si facile, si innocente, qu'il faudrait s'y soumettre avec empressement, quand même on devrait la répéter tous les ans.

§ II. — *La vaccine peut-elle occasionner ou communiquer des maladies?*

On prétend que la vaccination est souvent suivie de maladies plus ou moins graves, et que ces maladies résultent soit de l'éruption même, soit du vaccin pris sur des enfants malsains, et, pour le prouver, voici comment on raisonne : tel enfant a eu telle ou telle infirmité, telle ou telle maladie, un mois, six mois, un an après avoir été vacciné ; donc c'est la vaccine qui en a été la cause!... Mais parce que vos enfants ont été soumis à la vaccination, s'en suit-il qu'ils ne doivent, qu'ils ne puissent plus être malades? savez-vous s'ils n'auraient pas eu les mêmes affections, dans le cas où ils n'auraient pas été vaccinés? On pratique ordinairement cette opération à l'âge de cinq ou six mois, précisément avant l'époque orageuse de la dentition, et alors qu'y a-t-il d'étonnant que les enfants se trouvent quelquefois malades? n'est-ce pas dans cette période de la vie que la santé reçoit le plus d'atteintes? n'est-ce pas à partir de cet âge qu'on voit les croûtes de lait, les excoriations aux oreilles, les feux à la tête, les entérites chroniques, les scrofules, le rachitisme et bien d'autres affections?

C'est chez les vaccinés, j'en conviens, qu'on rencontre le plus souvent ces maladies; mais il faut réfléchir que ceux qui ont été soumis à la vaccination, sont en nombre beaucoup plus considérable que les autres : si donc ils n'offraient pas plus de malades, il faudrait en conclure que le vaccin est un remède prophylactique universel.

Bien loin d'accuser la vaccine, on doit reconnaître que, si elle a quelque influence sur la santé en général, c'est une influence salutaire; car elle peut guérir certaines maladies, telles que les maux d'yeux et d'oreilles, les rhumes invétérés, et même la coqueluche : cette dernière affection, souvent si grave et si rebelle chez les petits enfants, est presque toujours heureusement modifiée, et quelquefois rapidement enlevée par l'éruption vaccinale.

La vaccine pourrait seulement amener quelques légers accidents inflammatoires chez de très jeunes sujets auxquels on aurait pratiqué un grand nombre de piqûres. Elle agirait à peu près comme des vésicatoires ou comme un emplâtre émétisé, mais, en tout cas, elle ne ferait pas plus de mal que ceux-ci.

Mais, dit-on, il est bien certain que le vaccin pris sur des sujets affectés de rachitisme, de scrofules (écrouelles, humeurs froides) etc., communique ces maladies à ceux auxquels il est inoculé; eh bien! cela est si peu certain que cela n'est pas: il est bien reconnu, bien prouvé que ces maladies ne sont pas contagieuses, qu'elles ne peuvent se transmettre ni par le toucher, ni par inoculation, ni par tout autre moyen. Elles dépendent de la constitution, du tempéramment des malades; or, les tempéramments ne s'inoculent pas: nous les apportons en naissant, et ils ne peuvent être changés en bien ou en mal que par un genre de vie bon ou mauvais, et long-temps continué. Les parents ne transmettent même pas ces affections à leurs enfants, ils leur donnent seulement un tempéramment qui dispose à les contracter*.

Le vaccin donc ne peut pas donner des maladies qui ne se donnent jamais. Il ne peut pas non plus y prédisposer; car pour cela il faudrait qu'il changeât la constitution, et c'est ce qui n'a pas lieu: un agent qui produit à peine autant d'effets qu'un petit vésicatoire, ne peut pas bouleverser ainsi l'état de la machine humaine. D'ailleurs il est aisé de voir que

* Si les enfants ressemblent souvent à leurs parents, soit par le caractère moral, soit par les traits de la figure, ils leur ressemblent fréquemment aussi par la constitution et par les prédispositions à contracter telle ou telle maladie.

ceux qui étaient lymphatiques ou sanguins avant l'inoculation, le sont encore après.

Mais le vaccin ne pourrait-il pas transmettre les maladies réellement contagieuses, telles que la gale, la rougeole, la scarlatine, etc. ? Je n'oserais pas affirmer que cela est impossible ; mais on en voit si peu d'exemples, que la plupart des auteurs ont nié qu'il pût en être ainsi. Du reste les maladies contagieuses sont en bien petit nombre dans nos pays, et comme on les distingue assez facilement, il est presque toujours possible d'éviter le danger, en ne prenant pas de vaccin sur les enfants suspects ; or les médecins vaccinateurs se comportent sous ce rapport avec assez de prudence, pour que les familles restent dans une sécurité parfaite.

Beaucoup de personnes soumettent très volontiers leurs enfants à la vaccination, mais elles ont une très grande répugnance à laisser prendre du vaccin sur les bras de ceux-ci. Dans certaines localités, cette répugnance va si loin, qu'à une seconde visite les médecins ne trouvent pas une seule mère qui soit disposée à rapporter son enfant, et qu'ils ont beaucoup de peine à se procurer du vaccin pour continuer leurs opérations. Aussi il arrive souvent que des individus dont l'éruption vaccinale n'a pas été examinée par des hommes compétents, se croient bien à tort à l'abri du danger : ils restent dans une sécurité trompeuse avec un faux vaccin qui ne les garantit nullement des atteintes de la petite-vérole.

On veut bien profiter du vaccin pris sur les autres, mais on ne veut pas en rendre, et, pour légitimer cet acte d'égoïsme, on prétend que la soustraction de ce liquide nuit à la santé de ceux qui le fournissent. Un enfant porte deux ou trois pustules; on en touche une avec la pointe d'une lancette ou d'une épingle, sans causer la moindre douleur; le vaccin sort seule et sans aucune pression; on peut le recueillir sans toucher pour ainsi dire l'individu, sans qu'il s'en aperçoive; certes, il n'y a rien en cela qui soit capable de faire du mal. Les pustules qui ont été ainsi ouvertes ne marchent pas autrement que les autres, elles ne s'enflamment ni plus ni moins; de plus, elles ont une efficacité préservative aussi grande; car on a constaté que des sujets chez lesquels les boutons avaient été déchirés et brûlés complétement dès le premier jour de l'éruption, n'ont pu contracter ensuite ni vaccine ni variole. On pourrait voir d'ailleurs qu'à partir du dixième jour après l'inoculation, le vaccin ne sort pas moins des pustules qui n'ont pas été touchées, et qu'il se dessèche sur le centre de celles-ci ou se perd dans le linge qui les recouvre.

Disons donc, en résumé, que les raisons sur lesquelles on se fonde pour contester à la vaccine la valeur des résultats qu'elle procure, sont totalement erronées; que cette utile découverte, la plus utile et par conséquent la plus grande des temps modernes, élargit beaucoup les chances de la vie, en préservant l'espèce humaine d'une calamité qui faisait périr à peu près la quatorzième partie des habitants du globe.

§ III. — *Des moyens les plus propres à amener l'extinction de la variole.*

Si la vaccine pouvait exempter de la conscription militaire, oh! bien certainement, on ne verrait pas un seul garçon qui n'eût été vacciné plutôt dix fois qu'une. Pourtant le recrutement de la petite-vérole, que certaines gens semblent craindre si peu, c'est souvent la mort, la mort sans exception d'âge, ni de sexe, ni de condition.

Quand le fléau a passé sur une contrée, quand il a emporté une épouse, un mari, des enfants qu'on chérissait; quand il a frappé d'une laideur indélébile une jeune fille naguère fière de sa beauté, que de gens n'entend-on pas s'écrier : Si j'avais su! Cependant on n'agit pas mieux dans la suite, et quand, au bout de quelques années, l'épidémie revient sur les mêmes lieux, elle ne fait pas moins des affligés qui disent encore : Si j'avais su!!...

Que faut-il donc pour corriger le monde? que faut-il pour ouvrir les yeux à ces gens qui ne veulent pas voir? Il faut, tout en les éclairant, les forcer à marcher dans la bonne voie ; il faut leur imposer une loi qu'ils ne puissent pas éluder. On a établi des quarantaines sur les ports de mer, on a fait des réglements très rigoureux contre la peste et la fièvre jaune, maladies qui sont loin d'avoir causé en France autant de mal que la variole ; pourquoi montrerait-on moins de sévérité à l'égard de cette dernière ? Dira-t-on qu'en imposant forcément la vaccine, on attenterait à la liberté des citoyens? mais on attente à leur vie en ne le faisant pas, on attente aux droits de la société, qui veut, qui doit être protégée contre toute calamité publique.

Du reste, pour arriver au but désiré, il ne serait pas nécessaire de recourir à des moyens bien violents : qu'il y ait dans chaque commune un registre de vaccinations, tenu avec autant de soin que ceux de l'état civil ; qu'aucun français ne soit admis, soit dans une école, soit dans une administration, soit dans un établissement public, sans présenter un acte authentique constatant qu'il a été vacciné ; que cette pièce soit également nécessaire pour contracter mariage, enfin qu'elle soit exigée partout où l'on exige un acte de naissance, et alors les préjugés contre la vaccine disparaîtront, car les préjugés ne tiennent pas contre la nécessité ; mais on détruirait ceux-ci beaucoup plus sûrement encore, si tous les ans on appliquait une amende aux individus non vaccinés et âgés de plus de dix mois.

Il y a la vérité des réglements qui défendent aux instituteurs de recevoir dans les écoles des enfants non vaccinés ; mais, jusqu'à présent, la plupart des maîtres et des maîtresses s'y sont assez mal conformés, et les autorités locales n'ont pas tenu la main à leur exécution. Cependant cette mesure seule, si elle était rigoureusement maintenue, pourrait déjà produire un excellent effet ; mais elle serait à peu près infructueuse, si les instituteurs s'en rapportaient au dire des parents. Il faut exiger des preuves, et ces preuves, si elles ne sont pas évidentes sur la figure des sujets, doivent consister en un certificat de médecin, déclarant que tel enfant a eu la petite-vérole, ou qu'il a été bien vacciné.

Cela ne suffirait pas encore : il faudrait que chaque instituteur pût prouver à MM. les inspecteurs qu'il s'est conformé aux prescriptions du réglement concernant la vaccine ; et, pour cela, il serait bon qu'il eût un registre contenant les noms des élèves, et les pièces propres à justifier leur admission à l'école.

Le statut du conseil royal qui exige la vaccination comme condition essentielle d'admission dans les classes, dit simplement : « Nul ne sera admis à « l'école, s'il ne justifie qu'il a eu la petite-vérole, « ou qu'il a été vacciné. » Mais, que faut-il entendre par ces derniers mots, *avoir été vaccinés?* doit-on considérer comme réellement vaccinés tous ceux qui ont subi l'opération de la vaccine? Bien certainement non. Pour interpréter l'article que nous venons de citer, il faut mettre de côté toute discussion sur le sens grammatical, et se contenter d'entrer dans les vues du conseil royal; or ces vues sont évidentes : on a eu pour but l'extinction de la petite-vérole; par conséquent on a voulu une vaccination efficace, c'est-à-dire une vaccination suivie d'une éruption de bonne nature.

Reconnaissons cependant qu'on exigerait trop, si l'on ne considérait comme vaccinés que ceux chez lesquels la vaccination a réussi; car il y a quelques sujets qui, au moins pendant une certaine période de leur vie, résistent au vaccin comme à la variole, et ne contractent ni l'un ni l'autre. Or, on conçoit qu'il serait injuste d'exiger de ceux-là, pour les recevoir à l'école, un nombre infini de vaccinations; mais aussi l'on demanderait trop peu, et le réglement serait illusoire, si l'on admettait comme bien vaccinés ceux qui ont été soumis sans succès à une seule innoculation. On laisserait ainsi dans les classes bien des jeunes gens encore exposés à contracter la variole; car la vaccination peut être de nul effet par des causes indépendantes des prédispositions individuelles. C'est ce qui a souvent lieu lorsque le vaccin n'est pas pris de bras à bras, ou lorsqu'il vient de pustules trop avancées, *trop mûres*, ou lorsque l'opération n'a pas été faite avec soin, etc.

Aussi, pour tout concilier, il faudrait que ceux

chez lesquels la vaccination n'a pas réussi, fussent mis en demeure de prouver qu'ils ont été vaccinés au moins deux fois; encore serait-il prudent d'ajouter qu'ils devraient se soumettre une troisième fois à la même opération dans le courant de l'année suivante.

Mais, après tout, les réglements concernant la vaccine, quelque indulgents qu'ils soient, et précisément à cause de leur peu de sévérité, pourront-ils jamais être bien exécutés dans les écoles des campagnes? la force, plus encore que la bonne volonté, ne manquera-t-elle pas à un certain nombre d'instituteurs et d'institutrices? les autorités communales, les comités locaux seconderont-ils les maîtres autant qu'il le faudrait? que pourraient faire ces derniers si, dans la localité, on ne leur prêtait pas main-forte, si on ne les soutenait pas contre le mauvais vouloir, contre les tracasseries de ces gens (il y en a même dans les villages) qui cherchent à mettre leurs caprices au-dessus des lois? gens qui bien certainement feraient guerre ouverte au maître d'école assez mal appris pour se permettre de les astreindre à la règle commune.

D'ailleurs, quelque bien exécutés qu'ils soient, et ils doivent l'être, les réglements dont nous venons de parler n'amèneront pas l'extinction de la variole. Pour expulser cette maladie du sol de la France, il faudrait recourir à d'autres mesures, et voici, je pense, celles qui conviendraient le mieux : 1° organiser partout un bon service de vaccination; 2° inscrire, dans chaque mairie, tous les vaccinés de la commune sur un registre de l'état civil; 3° tous les ans, à l'époque du recensement, prendre note de ceux qui, ayant plus de dix mois, ne seraient pas vaccinés, et punir d'une amende leurs parents ou leurs tuteurs.

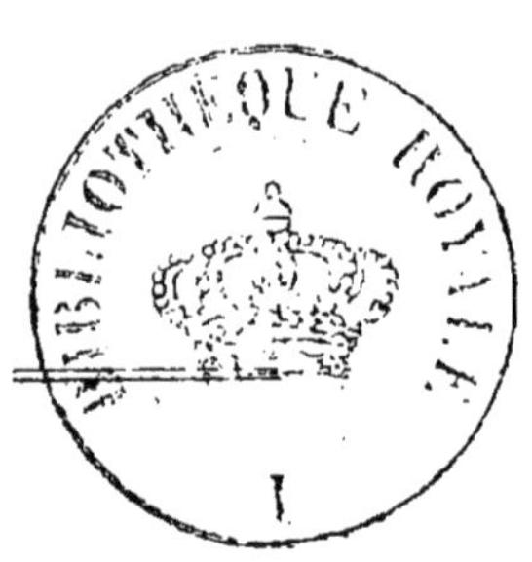

ERRATA.

Page 28, *Au lieu de* volatiles, *lisez* : volatils.
— 49, ——— radoublé, *lisez* : radoubé.
— 101, ——— clauses, *lisez* : classes.
— 111, ——— tuyeaux, *lisez* : tuyaux.

TABLE ANALYTIQUE
DES MATIÈRES.

CHAPITRE PREMIER.

CHAPITRE DEUXIÈME.

CHAPITRE TROISIÈME.

CHAPITRE CINQUIÈME.

CHAPITRE SIXIÈME.

CONSIDÉRATIONS HYGIÉNIQUES CONCERNANT LES PENSIONNATS ANNEXÉS AUX ÉCOLES PRIMAIRES.

FIN DE LA TABLE.

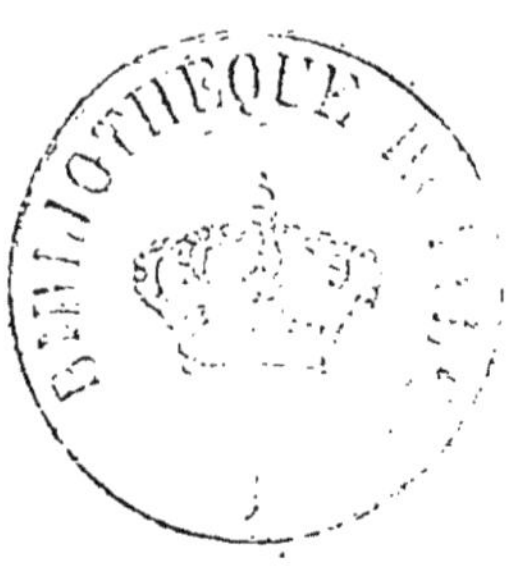

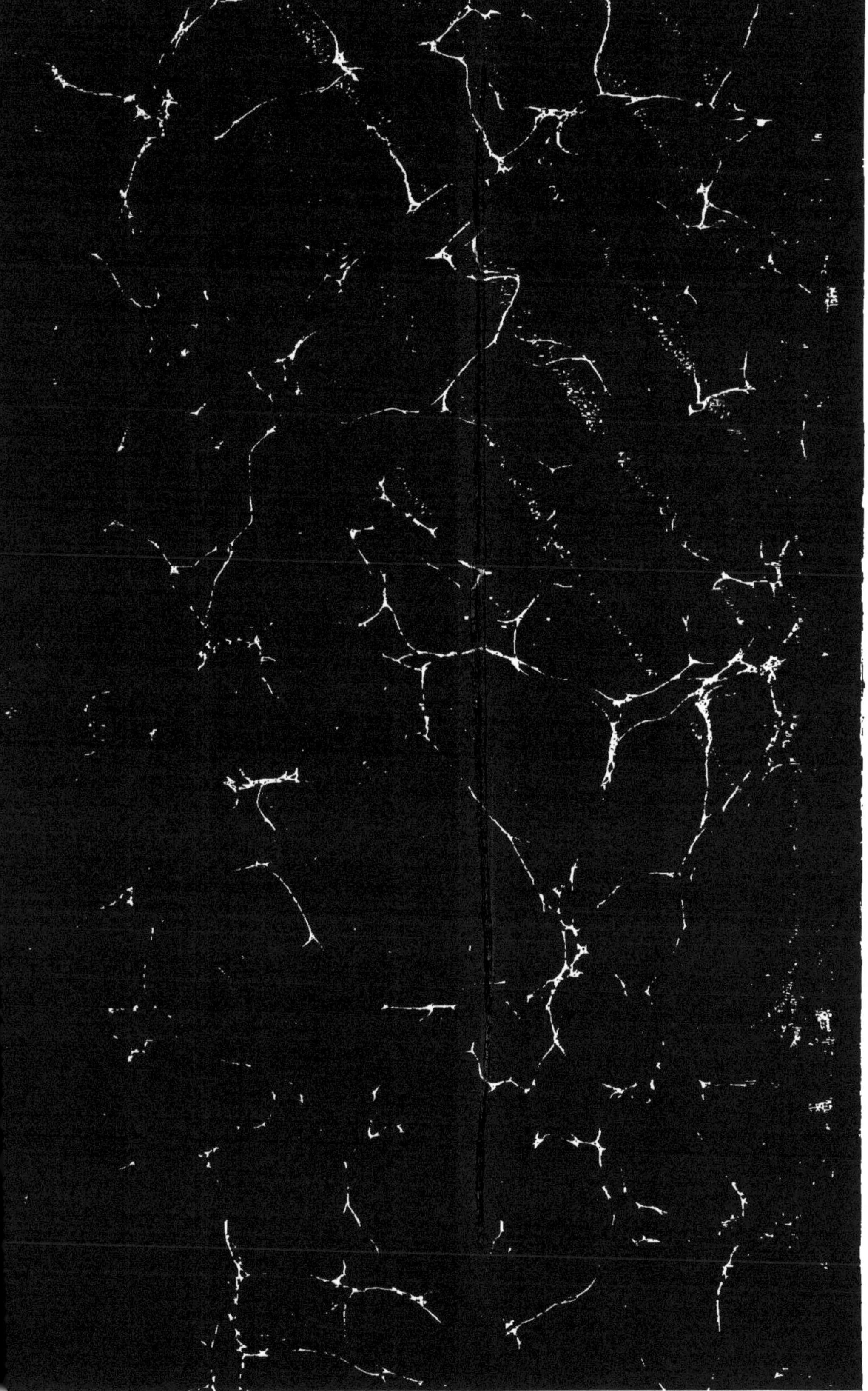

www.ingramcontent.com/pod-product-compliance
Ingram Content Group UK Ltd.
Pitfield, Milton Keynes, MK11 3LW, UK
UKHW020122200726
13856UKWH00002B/680